体の中を“見える化”して、不調を解消

世界一ゆる〜い！

解剖学的
コンディショニング

理学療法士＆
イラストレーター
有川譲二

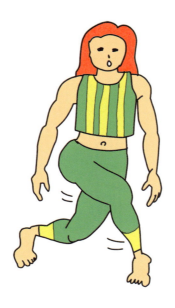

主婦と生活社

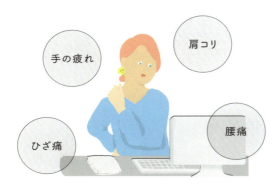

手の疲れ

肩コリ

ひざ痛

腰痛

筋肉をイメージ

解剖学的コンディシ

ゆる〜くてOK!
体のしくみが楽しくわかる!

「解剖学」で
体の中を
"見える化"

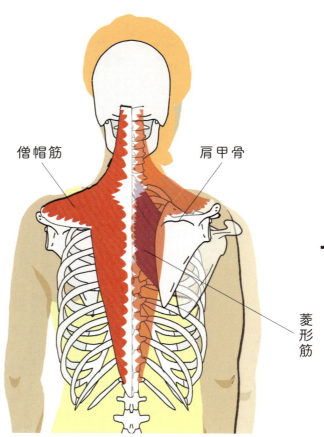

僧帽筋

肩甲骨

菱形筋

して、さわる、動かす！

まずは
やってみよう

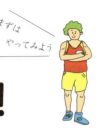

ョニング で "体" を変える!!

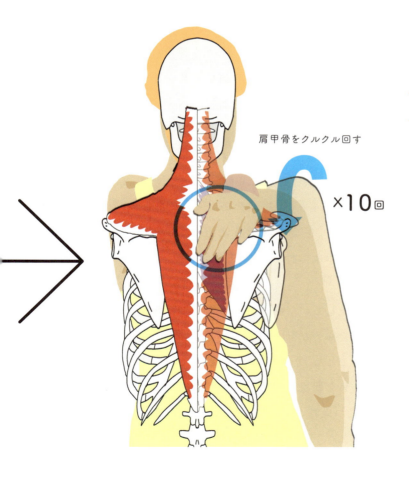

肩甲骨をクルクル回す

×10回

やり方はとてもシンプル！
誰にでもできる！

筋肉を
ピンポイント
アプローチ

＝

効率的に体の
不調、痛みを
解消できる！

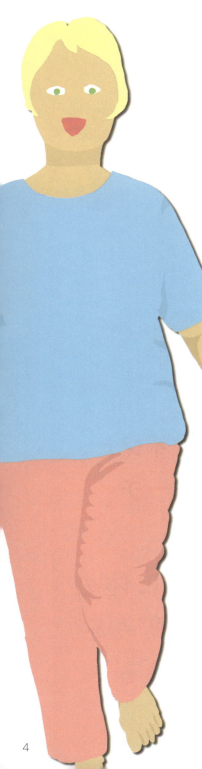

はじめに

「自分の"体"のことをもっと知ってほしい。
実際に体を動かしながら、体のしくみを体験してほしい」

　そんな思いで、Web上に開設したのが「世界一ゆる～い　イラスト解剖学教室」です。フォロワーの方などから想像以上に反響をいただき、アクセス数も日に日に増え、私自身が驚いています。この場を借りて、皆さんに御礼を申し上げます。

　「解剖学」と聞くと、何だかむずかしそうだなと感じるかもしれません。簡単に言うと、"体のしくみを学ぶ学問"のことですが、これを知っていると「体の使い方」や「不調や痛みがどこにあるか」などを推測することができます。医師や理学療法士などの専門家も、まずはじめに「解剖学」を学ぶことから始めます。

　高校時代に柔道をしていた経験から、「あいつは体の使い方がうまいな」「どうやったらケガをしないかな」など、骨や筋肉のしくみを考えることが好きでした。それがきっかけとなり、理学療法士の道に進み、その後もそれを研究する毎日を過ごしています。解剖学を伝える立場となり気づいたことがあります。それは解剖学をむずか

しいと感じている人や、体のしくみがわかっても、それをなかなか実生活に活かせない人がとても多いということです。

　WebやSNSの「解剖学教室」では、専門的な用語はできるだけ使わず、楽しくわかりやすいイラストによって、まさに"世界一ゆる〜く"体のしくみがわかることを目指しています。解剖学は言葉で学ぶのではなく、さわったり動かしたりといった体験を通じて、リアリティを感じながら学ぶと、一気に楽しくなります。そして、日常生活でも役立つ"便利な道具"になります。

　本書は、講座などでお伝えしている、体の不調や痛みを改善するコンディショニング（調整）法を、各部位別にまとめたものです。やり方は、とてもシンプル。解剖学に沿って、筋肉をさわって、動かすだけです。
　体のしくみがわかってくると、体のことが好きになります。そして、体の声に耳を傾け、その変化を感じ、楽しんでみてください。この本が、「自分の体を知る」最初の一歩になれば幸いです。

理学療法士＆イラストレーター
有川譲二

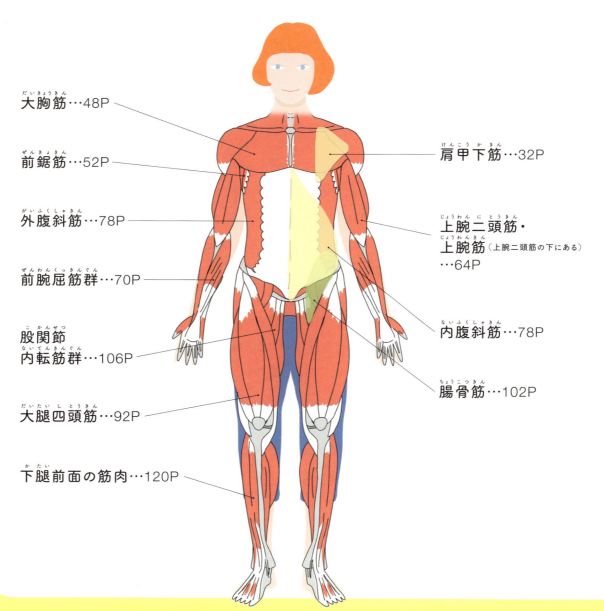

大胸筋（だいきょうきん）…48P

前鋸筋（ぜんきょきん）…52P

外腹斜筋（がいふくしゃきん）…78P

前腕屈筋群（ぜんわんくっきんぐん）…70P

股関節
内転筋群（こかんせつないてんきんぐん）…106P

大腿四頭筋（だいたいしとうきん）…92P

下腿前面の筋肉（かたい）…120P

肩甲下筋（けんこうかきん）…32P

上腕二頭筋・
上腕筋（じょうわんにとうきん・じょうわんきん）（上腕二頭筋の下にある）
…64P

内腹斜筋（ないふくしゃきん）…78P

腸骨筋（ちょうこつきん）…102P

活躍している筋肉たち

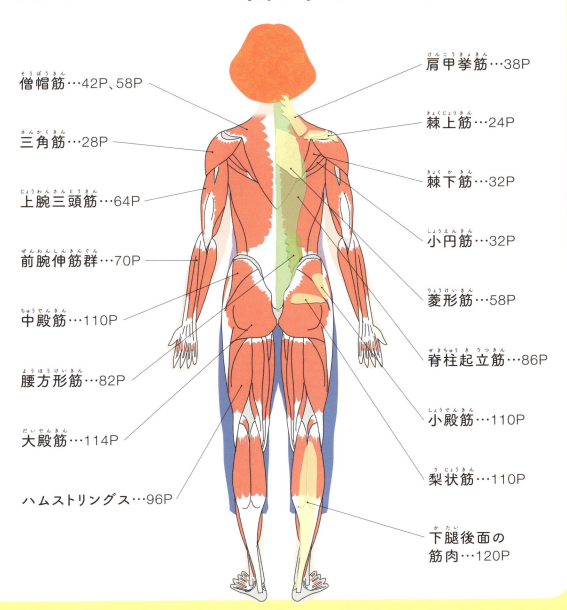

僧帽筋（そうぼうきん）…42P、58P

三角筋（さんかくきん）…28P

上腕三頭筋（じょうわんさんとうきん）…64P

前腕伸筋群（ぜんわんしんきんぐん）…70P

中殿筋（ちゅうでんきん）…110P

腰方形筋（ようほうけいきん）…82P

大殿筋（だいでんきん）…114P

ハムストリングス…96P

肩甲挙筋（けんこうきょきん）…38P

棘上筋（きょくじょうきん）…24P

棘下筋（きょくかきん）…32P

小円筋（しょうえんきん）…32P

菱形筋（りょうけいきん）…58P

脊柱起立筋（せきちゅうきりつきん）…86P

小殿筋（しょうでんきん）…110P

梨状筋（りじょうきん）…110P

下腿後面の筋肉（かたい）…120P

Contents

1章 体のしくみがざっくりわかれば「痛み」「不調」も解消！

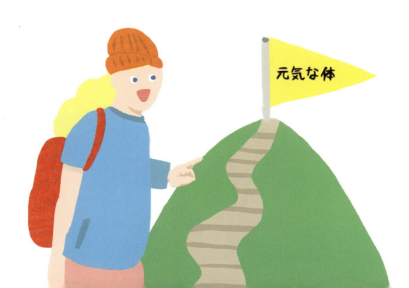

元気な体

2章 肩コリ、背中の痛み、腕の疲れなど 上半身をコンディショニング

Contents

3章 腰痛、ひざ痛、足の疲れなど 下半身をコンディショニング

デザイン／金井久幸、横山みさと［TwoThree］　構成／小林幸枝　校正／鴎来堂　編集担当／飯田祐士

1章

体のしくみがざっくりわかれば

「痛み」「不調」も

解消！

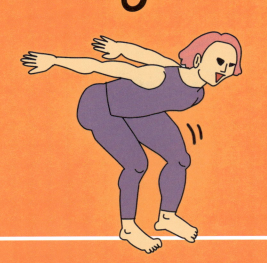

1 どうして "痛みや不調" は起こる？

「腰、肩が痛い」「腕や脚が重だるい」など、その原因はいろいろあるけれど、
慢性的な痛みや疲れには、そこに筋肉が関わっている可能性が高い。
不調は、体の異常を知らせる"警報装置"。放っておかずに、ケアをしてあげて。

◎日常生活の中で筋肉たちは、いつも、どんなときも頑張っている！！

たとえば……

運動　姿勢キープ　パソコン作業

スマホのチェック　立つ　歩く　座る など

筋肉が体を動かしてくれている！

私たちが歩いたり走ったりすることができるのは、体の中で筋肉たち
が頑張って働いてくれているから。ただ座っているだけでも、重力の
中で姿勢をキープするため、つねに筋肉たちは働いているのです。
この筋肉たちは、適度に使っていると調子がいいけど、同じ筋肉ば
かりが頑張りすぎていたりすると、コリなどが生じて筋肉の働きが低
下します。結果、"痛みや不調"となって現れるというわけです。

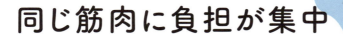

生活習慣や動き方のクセ
↓
同じ筋肉に負担が集中

◎筋肉の働きは、とてもシンプル!

筋肉の働きが低下すると…

私たちの体にはなんと600以上の筋肉があります。それぞれいろ〜んな形をしているけど、その動きはとてもシンプル。「縮む」と「ゆるむ」の2通りだけ。筋肉の両端は骨にくっつき、腱という丈夫な結合組織によってつながっています。筋肉は縮むと短くなり、ゆるむと長くなります。それによって骨が引っ張られ、腕などを曲げたり伸ばしたりと、体を動かすことができるのです。

〈縮む〉

〈ゆるむ〉

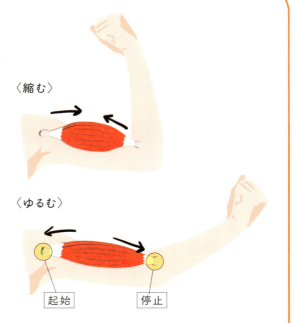

起始

停止

起始・停止とは?

筋肉の両端を解剖学では「起始」「停止」という。体の中心近くにあり、動きの少ないほうが起始。中心から遠くにあり、よく動くほうが停止。

筋肉への負担がかかりすぎると……
「縮む」「ゆるむ」の働きが低下

⬇

血液の流れが悪くなり、コリなどが生じる

⬇

痛み・しびれ・重だるさなどの不快な症状に

警報装置
発動中!

この本の目的は、働きが低下した筋肉たちをコンディショニングし、もとの元気な状態に戻して不快な症状を改善すること

2 解剖学によって体の中を "見える化"

「解剖学」と聞くと、なんかむずかしそうと思う人も多いかも。
でも、専門的な知識を覚える必要はなく、簡単に言うと体の中をイメージすること。
体の中が "見える" ようになると、効率的に機能低下している筋肉にアプローチできます。

自分の体をケアするとき、
最大の難敵は……

◎体の中が見えないこと!!
＝ブラックボックス!

肩コリや腰痛があるとき、マッサージやストレッチなどを行うこともあるでしょう。でも、なかなか改善しない……。そんなとき、「どうして、肩が凝っているのか?」「どうやったら楽になる?」など、不安と一緒にいろんな疑問が湧いてくると思います。
そんなときに役立つのが「解剖学」! 体の中のどこにどんな筋肉や骨があるかを教えてくれるうえ、その形からどんな役割をしているかもわかってきます。せっかく痛みや不調を改善しようと思っても、見当違いの筋肉にアプローチしていたらなかなか改善しません。
つまり、体の不調を改善するためには、筋肉の働きを知ることが近道になるのです。

見えないから
非効率

不安

しびれ

痛み

ブラックボックス

重だるさ

つっぱり

↓

解剖学は、体の中を "見える化" してくれる、とても便利な魔法の眼鏡!

◎体の中が見えるから、アプローチも効率的！

体の中が見えないから、どこに原因があるのかわからない。どこをケアしていいかわからない。でも、体の中がイメージできてくると、痛みや不調の原因となっている筋肉が見つけやすくなる。そして、その筋肉を狙ってピンポイントにアプローチできるので、効率的かつ効果も出やすくなります。

この、筋肉や骨をイメージして行うコンディショニングを、
少しカッコつけて
「解剖学的コンディショニング」と呼ぶことにします

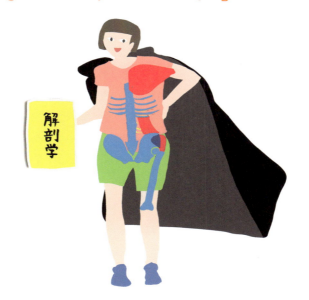

 解剖学は、体のどこにどんな骨や筋肉があるかを教えてくれる便利な道具。つまり、体の中を"見える化"してくれる！

3 4つのステップで痛みや不調を解消!

誰でも簡単にできるように、4つのステップに分けて筋肉をコンディショニングしていきます。
大事なのはSTEP1と4。コンディショニング前後で自分の体がどんなに変わったか、
その変化に気づくことです。

STEP.1 いまの体の状態を確認

まずはじめに、コンディショニング前の自分の体の状態を確認。チェック項目を行い、このときの痛みや動きのかたさなどを覚えておく。

BEFORE

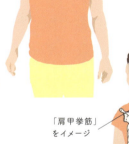

首を回すなどしてチェック

STEP.2 筋肉の位置、働きを知る

イラストを見て、どんな形の筋肉がどの骨や部位についていて、どんな働きをするのかを頭の中でイメージする。

体内の"見える化"

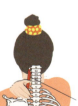

「肩甲挙筋」をイメージ

STEP.3 筋肉をさわる、動かす

問題がある筋肉をさわってみよう。次に、その筋肉をさわったまま動かすことで、筋肉をゆるめていく。終わったらリラックスして深呼吸。筋肉のゆるみを感じる。

ピンポイントアプローチ

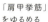

「肩甲挙筋」をゆるめる

STEP.4 体の状態を再確認

STEP1と同じチェックをもう一度することで、コンディショニング前後の体の変化を確かめる。不快感が軽くなっていれば、そのコンディショニングを続けよう。

AFTER

◎ ゆる〜くてもOK!
「解剖学的コンディショニング」の
4つのすごさ!

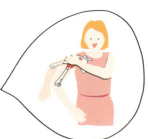

筋肉をさわる、動かす。たったこれだけ? と思うかもしれませんが、不調の原因となっている筋肉をピンポイントに処置できれば、筋肉はやさしくさわるだけでゆるんできます。それが解剖学のすごさ。体のしくみがわかってくれば、動きや生活習慣が改まり、不調・痛みも未然に防げるようになってきます。

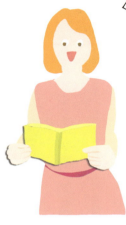

1 イラストを見てマネするだけでOK。体験しながら、筋肉や骨など体のしくみもわかる!

2 問題のある筋肉にピンポイントにアプローチするので、小さな動きでも効果あり!

3 やり方はとてもシンプル! どこでもいつでも、生活の中ですぐに実践できる

4 体の変化を実感することで、楽しみながら自分の体に興味を持てるようになる。お医者さんなどの説明も理解しやすくなる

シンプルなやり方で、筋肉に直接アプローチ。自分の体に興味を持つことで、痛み・不調を改善する好循環が自然に生まれる

4 「解剖学的コンディショニング」のコツ

これからコンディショニングをスタートするときに、覚えておいてほしいのが次の3点。
これはきちんとした効果を得るためにも欠かせないものだ。
筋肉たちを味方につけて、さあ、レッツスタート。

◎ 筋肉をイメージ することが第一!

解剖学といっても、「きちんと勉強しな
きゃ」とむずかしく考える必要はあり
ません。まずは、イメージしてイラスト
のマネをするだけでOK! 漢字だら
けの筋肉や骨の名前を覚えようとする
と、解剖学はいっきにむずかしくなりま
す。最初は、筋肉の位置や働きをイメ
ージすることから始めてみよう。名前
はあとから少しずつ自然に覚えるくら
いがちょうどいいです。

◎ 体の変化を楽しむ!

STEP1とSTEP4で、体の変化を確認
することがじつはとても重要。痛みや
不調の原因が本当にその筋肉なのか
の確認にもなるし、効果が現れるとそ
のコンディショニングをすることが楽
しくなる。不安も減り、自然とコンディ
ショニングの継続にもつながっていき
ます。

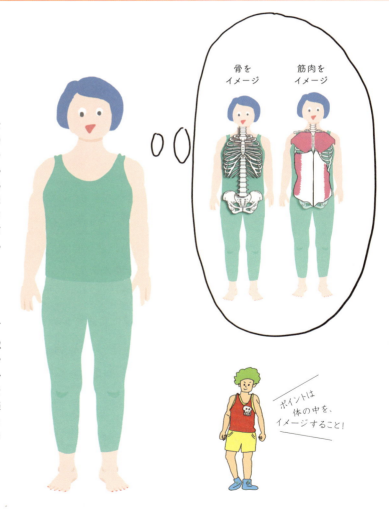

骨を
イメージ

筋肉を
イメージ

ポイントは
体の中を、
イメージすること!

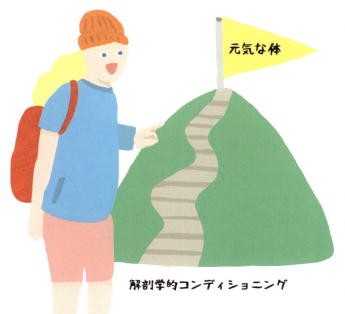

元気な体

解剖学的コンディショニング

◎あせらず、ゆ～っくり！

体の不調の多くは、日々の生活の負担の積み重ねです。体の変化は少しずつ。それはよくなっていくときも、同じ。すぐに元気な体を手に入れようとあせらず、ゆっくり、体の小さな変化を楽しみながら取り組んでいきましょう。

小さな変化の積み重ねが、いまのあなたの体をつくっています！

筋肉と一緒に気持ちもゆるめて、あせらずコンディショニング。体の中をイメージし、変化を楽しもう！

 注意事項

筋肉以外に問題が隠れていることも……

本書のコンディショニングで改善しないときは、筋肉以外の部位などに原因があるかもしれない。実践して痛みが強くなった場合は中断し、痛みがある部位に腫れや熱があるときはまずは安静に。

整形外科など専門家に相談してみよう

「解剖学的コンディショニング」

1章のまとめ

自分の体の中を"見える化"して、どこにどんな骨や筋肉があるかをイメージしながら、効率よく不調や痛みを改善していくのが「解剖学的コンディショニング」！　悩みの原因となっている筋肉にアプローチしていこう。

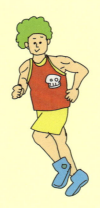

それでは実際に、コンディショニングしてみよう！
2章は「上半身」、3章は「下半身」となっているので、痛みや不調のある部位を確認してみて。

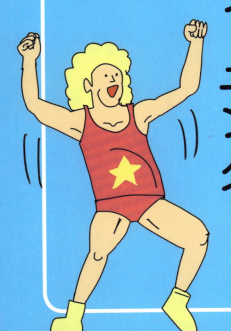

2 章

肩コリ、背中の痛み、腕の疲れ など

上半身を
コンディショニング

筋肉をイメージ＆コンディショニング

肩の痛みや
不調を解決！

● 腕を上げると痛い

● 肩の動きがかたく、腕が上がりにくい
　（四十肩、五十肩）

● 頭を洗うときに肩が痛い

● 肩が痛くて着替えなどがしづらい

● 肩周りが疲れている

上記のような肩の悩みを持つ人は、
肩周りの筋肉がかたくなって伸縮しづらい
状態になっている可能性が大。
肩を構成しているおもな筋肉は、
棘上筋、肩甲下筋・棘下筋・
小円筋、三角筋たち。どの筋肉にトラブルが
生じているかチェックしていこう。

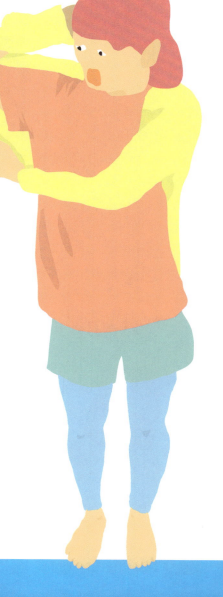

ざっくりチャート

痛み、不調のモトとなっている筋肉をさぐろう

チェック1

□ 腕を上げたら痛い！

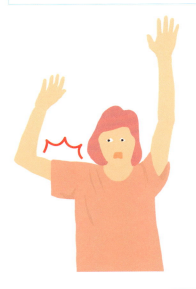

腕を上げる働きのある
筋肉のコリをゆるめてみる

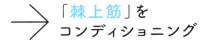
→ 「棘上筋」を
コンディショニング　　P24へ

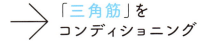
→ 「三角筋」を
コンディショニング　　P28へ

チェック2

□ 肩を回したら痛い！

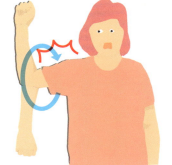

腕を回す働きのある
筋肉のコリをゆるめてみる

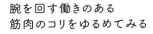
→ 「肩甲下筋・棘下筋・小円筋」
をコンディショニング

P32へ

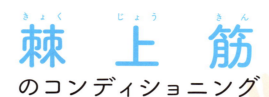

CARE.1
肩 の痛み、不調

棘上筋
きょく じょう きん
のコンディショニング

1 肩の状態を確認

バンザイをして、動きのかたさや不快な感覚がないかを確認。

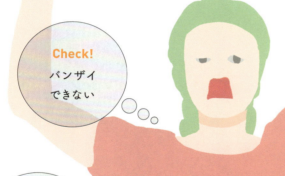

Check!
バンザイ
できない

Check!
肩が痛い

Check!
肩が
張っている

Check!
動きに
左右差がある

Check!
肩が重く、
だるい

SELF CHECK

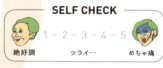

1 - 2 - 3 - 4 - 5

絶好調　　ツライ…　　めちゃ痛

2 「棘上筋」をイメージ

肩甲骨の背中側の、トゲのような形をした突起の上のくぼみに
ついているので「棘上筋」。バンザイをするときなどに活躍。

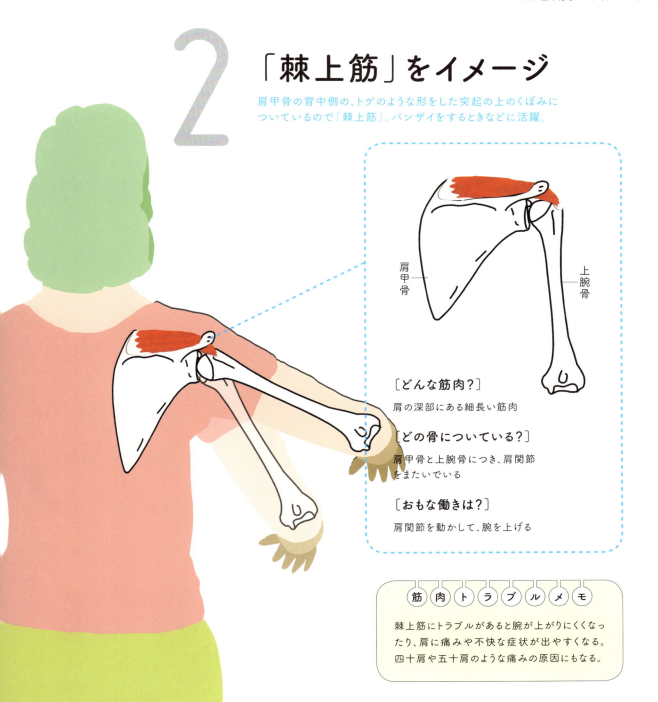

肩甲骨 —— ── 上腕骨

[どんな筋肉？]

肩の深部にある細長い筋肉

[どの骨についている？]

肩甲骨と上腕骨につき、肩関節
をまたいでいる

[おもな働きは？]

肩関節を動かして、腕を上げる

筋 肉 ト ラ ブ ル メ モ

棘上筋にトラブルがあると腕が上がりにくくなっ
たり、肩に痛みや不快な症状が出やすくなる。
四十肩や五十肩のような痛みの原因にもなる。

25

3 「棘上筋」をゆるめる

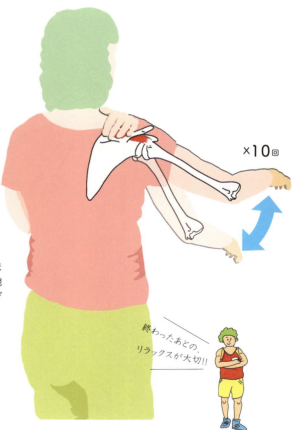

【さわる】

痛みやハリを感じる肩に、反対の手を置く。肩甲骨の突起を目印に、棘上筋を軽く押さえる。

? 位置がわからない人は

肩を上げ下げしてみると、肩甲骨の突起部分を見つけやすい。そこから少し手を上にずらしたところを押さえる。

【動かす】

棘上筋を軽く押さえたまま、痛みがない範囲で腕をゆっくり10回上げ下げする。

×10回

終わったあとの、リラックスが大切!!

最後に、脱力＋深呼吸×3回

筋肉がゆるみ、体の中がポカポカする心地よさを味わう。

4 肩の変化を再確認

1と同じようにバンザイして、コンディショニング前後で
肩の動きのかたさや不快な感覚がどう変化したかを確認。

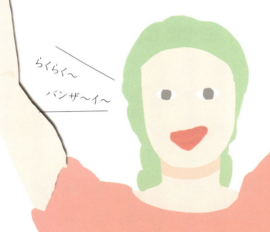

らくらく〜

バンザ〜イ〜

肩 の動きや不快感が前よ
り軽くなっているなら棘
上筋が凝っていた可能性あり。
1日3回、1〜4をやってみよ
う。すぐに症状が改善しなくて
も、続けることで変わっていく。

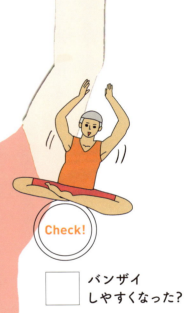

Check!

☐ バンザイ
しやすくなった?

☐ 肩の痛みは
軽くなった?

☐ 肩の重さは
ラクになった?

☐ 肩のハリは前と
比べてどう?

☐ 左右の差は
少なくなった?

肩 の痛み、不調

三角筋 のコンディショニング

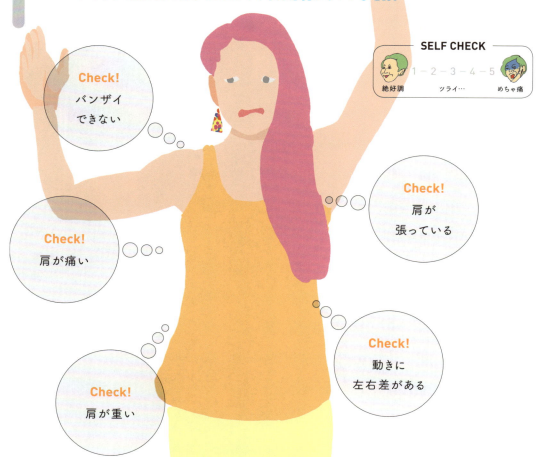

1 肩の状態を確認

バンザイをして、肩周りの動きのかたさや不快な感覚がないかを確認。

Check!
バンザイ
できない

Check!
肩が
張っている

Check!
肩が痛い

Check!
動きに
左右差がある

Check!
肩が重い

SELF CHECK
1 - 2 - 3 - 4 - 5
絶好調　　ツライ…　　めちゃ痛

2 「三角筋」をイメージ

三角の形をした筋肉なので「三角筋」。
腕を上げるほぼすべての動きで活躍している。

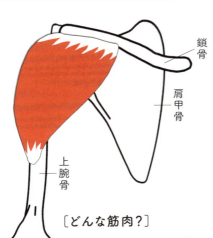

鎖骨

肩甲骨

上腕骨

[どんな筋肉?]

肩の表面をおおっている筋肉

[どの骨についている?]

肩甲骨と鎖骨、上腕骨につき、
肩関節をまたいでいる

[おもな働きは?]

肩関節を動かして、腕を上げる

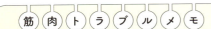

筋 肉 ト ラ ブ ル メ モ

三角筋にトラブルがあると腕が上がりにくくなっ
たり、肩に痛みや不快な症状が出やすくなっ
たりする。痛みがある人は要チェック。

29

3 「三角筋」をゆるめる

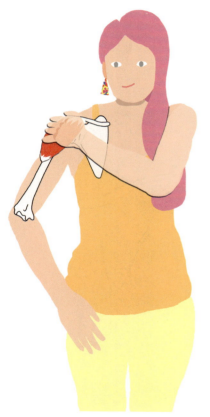

【さわる】
反対側の手で肩をつかみ、三角筋を包みこむようにぎる。

⚠ さわるポイント
肩の関節よりひじ側、肩の丸く盛り上がっている部分をひとつに集めるようにつかむ。

にぎった手を
はなさず上げ下げ

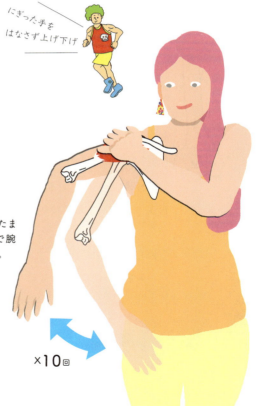

【動かす】
三角筋を軽くにぎったまま、痛みがない範囲で腕を10回上げ下げする。

×10回

最後に、脱力＋深呼吸×3回
肩周辺がポカポカしたり、血液が流れる感覚を味わう。

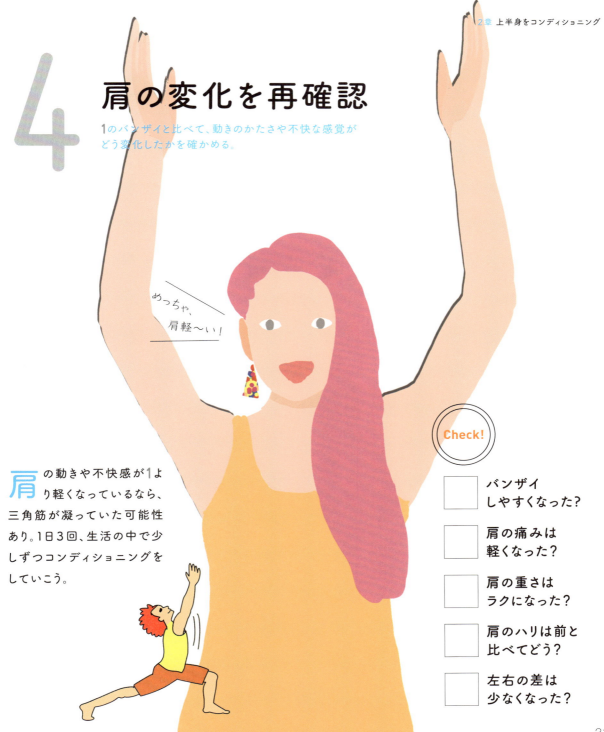

4 肩の変化を再確認

1のバンザイと比べて、動きのかたさや不快な感覚が
どう変化したかを確かめる。

めっちゃ、
肩軽〜い!

肩 の動きや不快感が1よ
り軽くなっているなら、
三角筋が凝っていた可能性
あり。1日3回、生活の中で少
しずつコンディショニングを
していこう。

Check!

- [ ] バンザイ
  しやすくなった?
- [ ] 肩の痛みは
  軽くなった?
- [ ] 肩の重さは
  ラクになった?
- [ ] 肩のハリは前と
  比べてどう?
- [ ] 左右の差は
  少なくなった?

肩甲下筋・棘下筋・小円筋 のコンディショニング

1 肩の状態を確認

頭をさわったり、背中に手を回したりして、
肩の動きのかたさや不快な感覚がないかを確認。

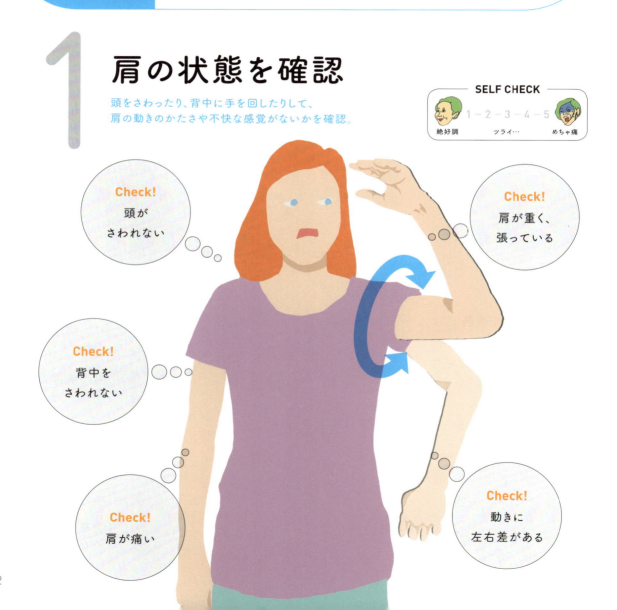

SELF CHECK

1 - 2 - 3 - 4 - 5

絶好調　ツライ…　めちゃ痛

Check!
頭が
さわれない

Check!
肩が重く、
張っている

Check!
背中を
さわれない

Check!
肩が痛い

Check!
動きに
左右差がある

2 「肩甲下筋・棘下筋・小円筋」をイメージ

肩の奥についている3つの筋肉。「肩甲下筋」は肩甲骨のおなか側。
「棘下筋」と「小円筋」は肩甲骨の背中側についている。髪を洗うときなどに活躍。

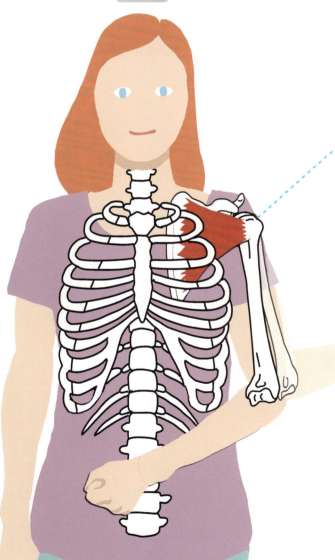

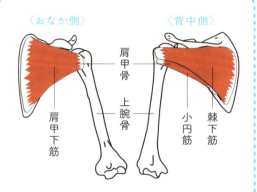

〈おなか側〉　　〈背中側〉

肩甲骨
上腕骨

肩甲下筋
小円筋　棘下筋

[どんな筋肉？]

肩の奥にある小さな筋肉群

[どの骨についている？]

肩甲骨と上腕骨につき、肩関節
をまたいでいる

[おもな働きは？]

肩関節を回したり、安定させたりする

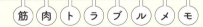

筋 肉 ト ラ ブ ル メ モ

これらの筋肉にトラブルがあると、肩を回せなく
なったり、肩に痛みや不快な症状が出やすくな
ったりするので要注意。

3 「肩甲下筋・棘下筋・小円筋」 をゆるめる

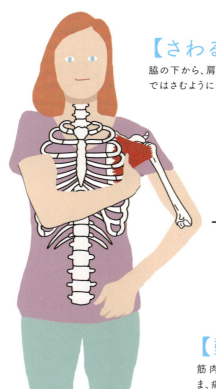

【さわる】
脇の下から、肩甲骨を前後
ではさむようにつかむ。

? 位置がわからない人は
腕を外に広げ、肩甲骨を外側に出す
とつかみやすい。

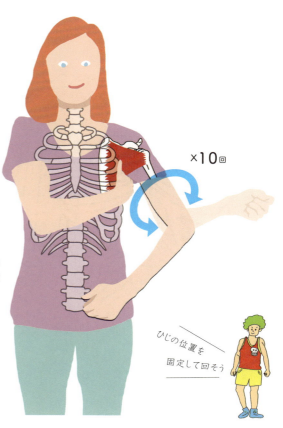

×10回

【動かす】
筋肉を軽くつかんだま
ま、痛みがない範囲で腕
をクルクル回す。

ひじの位置を
固定して回そう

最後に、脱力＋深呼吸×3回
肩周辺がポカポカしたり、血液が流れ
る感覚を味わう。

4 肩の変化を再確認

1のときと比べ、動きのかたさや不快な感覚がどう変化したかを確かめる。

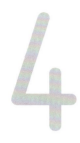

ヘアセットも
ラク〜！

動きやすさや不快感が1より軽くなっているなら、この3つの筋肉が凝っていた可能性あり。コンディショニングを1日3回行って、腕の動きをスムーズに。

Check!

☐ 頭はさわり
やすくなった？

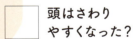
☐ 背中に腕を
回しやすくなった？

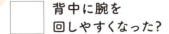
☐ 肩の痛みは
軽くなった？

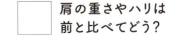
☐ 肩の重さやハリは
前と比べてどう？

筋肉をイメージ＆コンディショニング

首〜肩の痛みや不調を解決！

こんな人は要チェック!!

● 首から肩に痛みやコリを感じる

● 振り向くと首が痛い

● 首を横に倒すとつっぱりやひっかかりがある

● 肩甲骨（肩周り）の動きに違和感を覚えている

首から肩周辺で上記のような悩みを持つ人は、
首・肩周りの筋肉がかたくなって伸縮しづらい
状態になっている可能性が大。
首・肩に関連しているおもな筋肉は、
肩甲挙筋、僧帽筋上部たち。
どの筋肉にトラブルが生じているか
チェックしていこう。

痛み、不調のモトとなっている筋肉をさぐろう

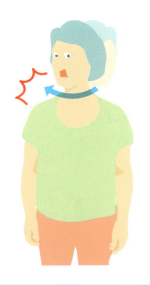

チェック1

☐ 振り向くと痛い！

首を回す働きをする
筋肉のコリをゆるめてみる

→ 「肩甲挙筋」を
コンディショニング

P38へ

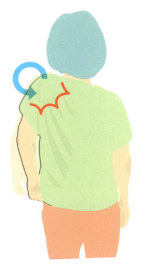

チェック2

☐ 肩を回すと重い！

肩甲骨の動きに関わる
筋肉のコリをゆるめてみる

→ 「僧帽筋上部」を
コンディショニング

P42へ

1

首から肩の状態を確認

首を左右に回す。首周辺の動きのかたさや不快な感覚がないかを確認。

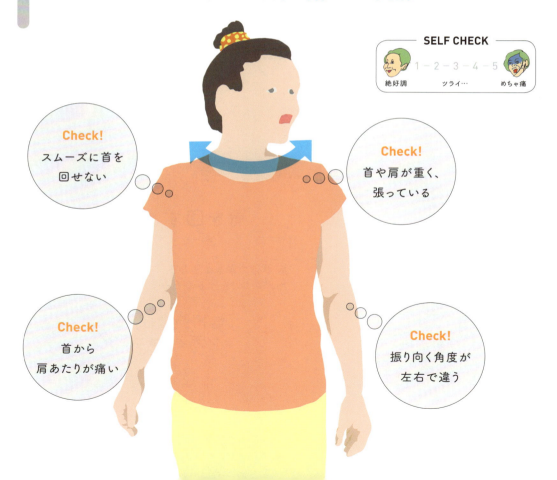

SELF CHECK

1 - 2 - 3 - 4 - 5

絶好調　　ツライ…　　めちゃ痛

Check!
スムーズに首を
回せない

Check!
首や肩が重く、
張っている

Check!
首から
肩あたりが痛い

Check!
振り向く角度が
左右で違う

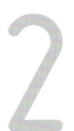

「肩甲挙筋」をイメージ

肩甲骨を上げる働きがあるので「肩甲挙筋」。
"肩コリ筋"としても有名。後ろを振り向くときなどにも活躍している。

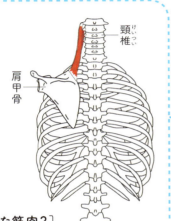

頸椎

肩甲骨

[どんな筋肉?]

首から肩の深い部分に
ついている細長い筋肉

[どの骨についている?]

肩甲骨と首の骨の側面についている

[おもな働きは?]

肩甲骨を上げたり、首を回したりする

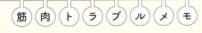

筋 肉 ト ラ ブ ル メ モ

肩甲挙筋にトラブルがあると首が回しにくくな
ったり、首から肩にかけて痛みや不快な症状が
出やすくなったりする。肩コリや寝違えのような
症状がある人は要チェック。

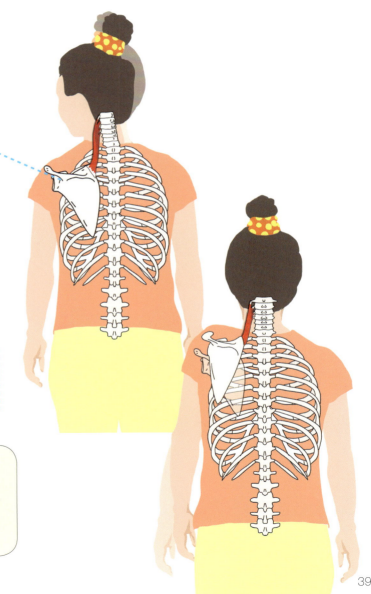

3 「肩甲挙筋」をゆるめる

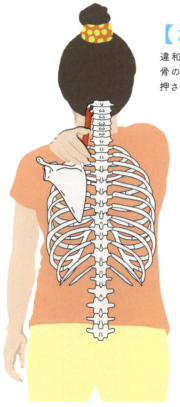

【さわる】

違和感のある首側の肩甲骨の上部を反対側の手で押さえる。

⚠ **さわるポイント**

首を左右に回すとき、筋肉を押さえる力はゆるめないようにする。

×10回

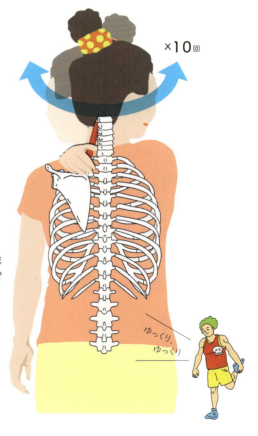

【動かす】

肩甲挙筋を押さえたまま、痛みがない範囲で首を左右に回す。

ゆっくり、ゆっくり

最後に、脱力＋深呼吸×3回
首から肩周辺がポカポカしたり、血液が流れる感覚を味わう。

4 首から肩の変化を再確認

再び、首を左右に回す。
1と比べて動きのかたさや不快な感覚がどう変化したかを確かめる。

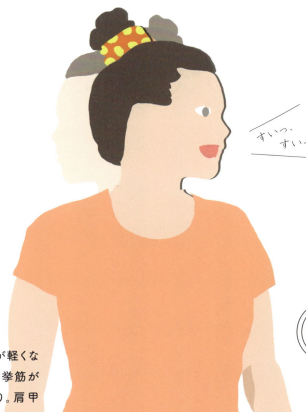

すいっ、
すいっ

1 より動きや不快感が軽くなっているなら、肩甲挙筋が凝っていた可能性あり。肩甲挙筋は首や肩甲骨を支えるため日々頑張っている。1日3回のコンディショニングでしっかりケアを。

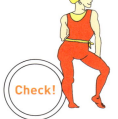

Check!

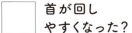 首が回しやすくなった？

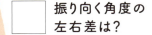 振り向く角度の左右差は？

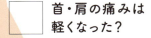 首・肩の痛みは軽くなった？

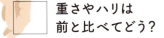 重さやハリは前と比べてどう？

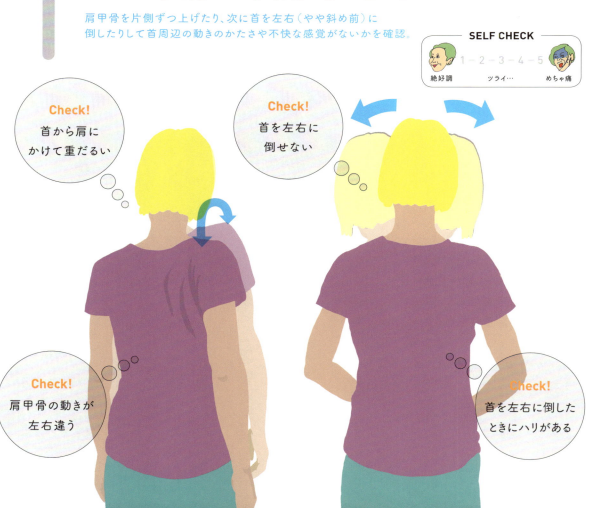

1 首から肩の状態を確認

肩甲骨を片側ずつ上げたり、次に首を左右（やや斜め前）に
倒したりして首周辺の動きのかたさや不快な感覚がないかを確認。

SELF CHECK

1 - 2 - 3 - 4 - 5

絶好調　　ツライ…　　めちゃ痛

Check!
首から肩に
かけて重だるい

Check!
首を左右に
倒せない

Check!
肩甲骨の動きが
左右違う

Check!
首を左右に倒した
ときにハリがある

2 「僧帽筋上部」をイメージ

パーカーのフードのような形をした大きな筋肉。
バンザイや、肩甲骨を背中側に大きく動かすときに活躍。

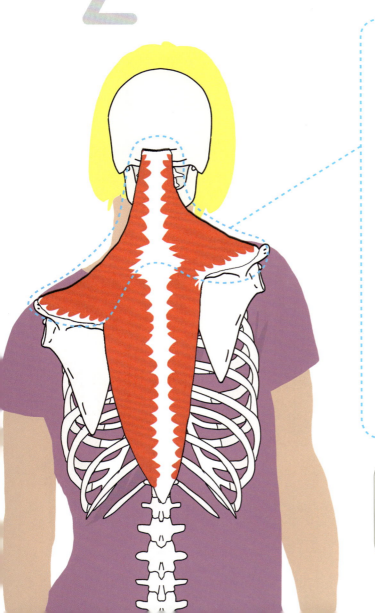

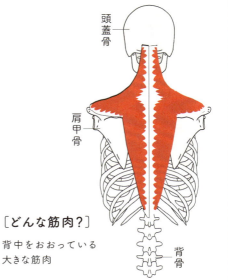

頭蓋骨

肩甲骨

背骨

［どんな筋肉？］

背中をおおっている
大きな筋肉

［どの骨についている？］

頭蓋骨、背骨、肩甲骨、鎖骨についている

［おもな働きは？］

肩甲骨を頭蓋骨や背骨側に近づける
働きがある

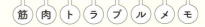

筋 肉 ト ラ ブ ル メ モ

僧帽筋上部にトラブルがあると首のかたさや、
首から肩にかけて痛み、不快な症状が出やすく
なる。肩コリがある人は要チェック。

3 「僧帽筋上部」をゆるめる

【さわる】

肩甲骨と首の間にあるふくらみを、反対側の手のひらでつかむ。

? 位置がわからない人は

肩甲骨から首のふくらみは、肩をすぼめると盛り上がるので、そこを手のひら全体でやさしくつかむ。

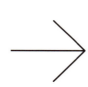

×10回

×10回

【動かす】

手のひらで筋肉をつかんだまま、痛みがない範囲で肩を上げたり、首を左右に倒す。

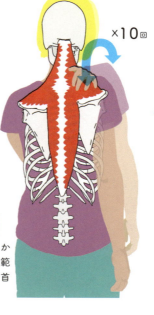

最後に、脱力＋深呼吸×3回
首から肩周辺がポカポカしたり、血液が流れる感覚を味わう。

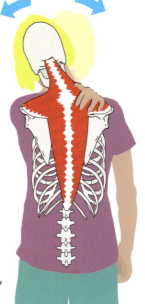

肩コリに効果あり!

44

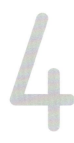

4 首から肩の変化を再確認

1と同じ動きをして、そのかたさや不快な感覚がどう変化したかを比べてみる。

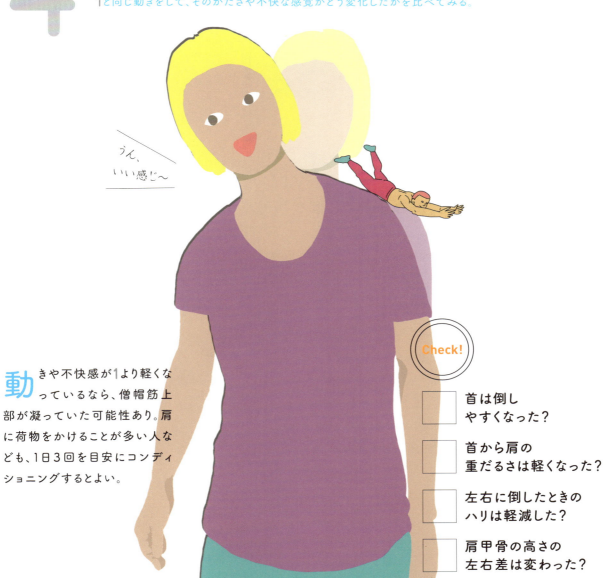

動きや不快感が1より軽くなっているなら、僧帽筋上部が凝っていた可能性あり。肩に荷物をかけることが多い人なども、1日3回を目安にコンディショニングするとよい。

Check!

☐ 首は倒し
やすくなった?

☐ 首から肩の
重だるさは軽くなった?

☐ 左右に倒したときの
ハリは軽減した?

☐ 肩甲骨の高さの
左右差は変わった?

筋肉をイメージ＆コンディショニング

胸〜脇周辺の痛みや不調を解決！

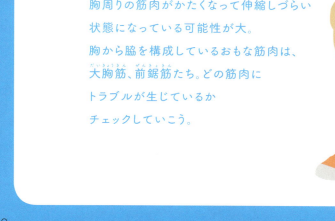

こんな人は要チェック!!

- 猫背ぎみ
- 胸を開くと、胸の前がつっぱる
- 着替えなどで大きく
  バンザイがしにくい
- 呼吸が浅い

胸や脇周辺に上記のような悩みを持つ人は、
胸周りの筋肉がかたくなって伸縮しづらい
状態になっている可能性が大。
胸から脇を構成しているおもな筋肉は、
大胸筋、前鋸筋たち。どの筋肉に
トラブルが生じているか
チェックしていこう。

ざっくりチャート

痛み、不調のモトとなっている筋肉をさぐろう

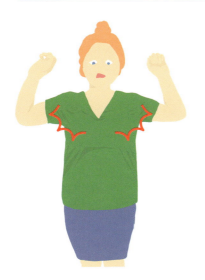

チェック1

 胸を開くと、
胸の前がつっぱる！

胸を丸める働きのある
筋肉のコリをゆるめてみる

→ 「大胸筋」を
コンディショニング

P48へ

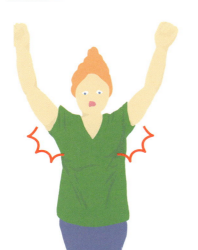

チェック2

 大きくバンザイがしにくい！

肩甲骨を前に出す働きをする
筋肉のコリをゆるめてみる

→ 「前鋸筋」を
コンディショニング

P52へ

大 胸 筋
のコンディショニング

1 胸周辺の状態を確認

反対側の肩にふれたり、腕を背中側まで引いたりして、
動きのかたさや不快な感覚を確認。

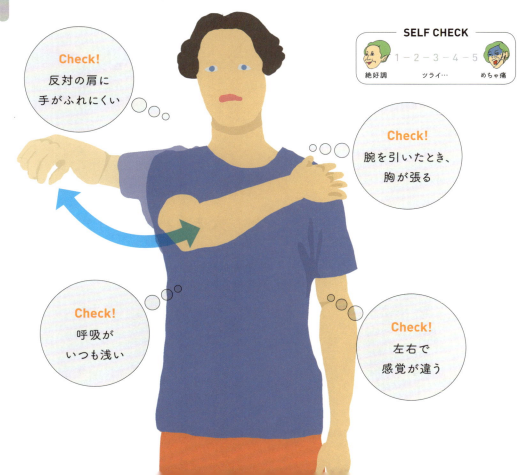

Check!
反対の肩に
手がふれにくい

Check!
腕を引いたとき、
胸が張る

Check!
呼吸が
いつも浅い

Check!
左右で
感覚が違う

SELF CHECK
1 — 2 — 3 — 4 — 5
絶好調　　ツライ…　　めちゃ痛

2 「大胸筋」をイメージ

胸板筋として有名。ドアを押して開けるときなどに活躍している。

上腕骨 鎖骨

肋骨

胸骨

［どんな筋肉？］

胸をおおっている扇形の筋肉

［どの骨についている？］

胸骨と鎖骨、肋骨の一部と上腕骨についている

［おもな働きは？］

腕を胸のほうに動かす働きがある

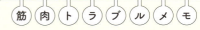

筋 肉 ト ラ ブ ル メ モ

大胸筋にトラブルがあると、肩の動きがかたくなったり、胸の周辺にハリなどの不快な症状が出やすくなる。猫背の人はかたくなりやすいので要注意。

49

3 「大胸筋」をゆるめる

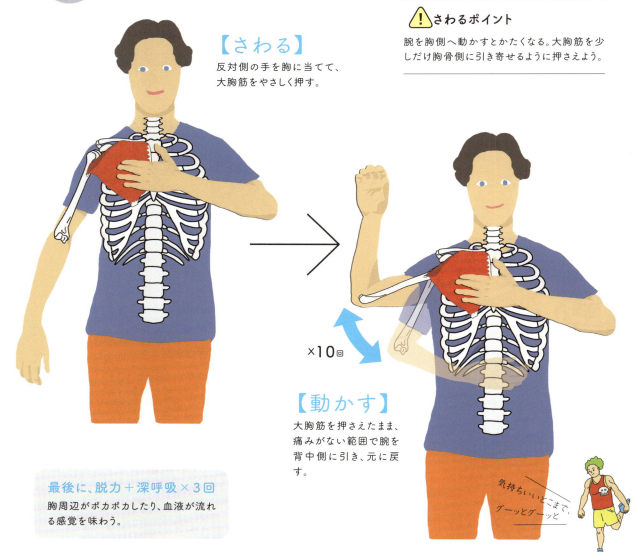

【さわる】
反対側の手を胸に当てて、大胸筋をやさしく押す。

⚠️ さわるポイント
腕を胸側へ動かすとかたくなる。大胸筋を少しだけ胸骨側に引き寄せるように押さえよう。

×10回

【動かす】
大胸筋を押さえたまま、痛みがない範囲で腕を背中側に引き、元に戻す。

最後に、脱力＋深呼吸×3回
胸周辺がポカポカしたり、血液が流れる感覚を味わう。

気持ちいいとこまで、グーッとグーッと

4 胸周辺の変化を再確認

1と同様に、反対の肩をさわったり、腕を背中側に引いたりする。
コンディショニング前と比べ、動きのかたさや不快な感覚の変化を確認。

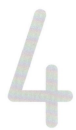

大胸筋♡

動 きや不快感が1より軽くなっているなら、大胸筋が凝っていた可能性あり。緊張や不安によっても筋肉は凝りやすいので、1日3回を目安にコンディショニングを。

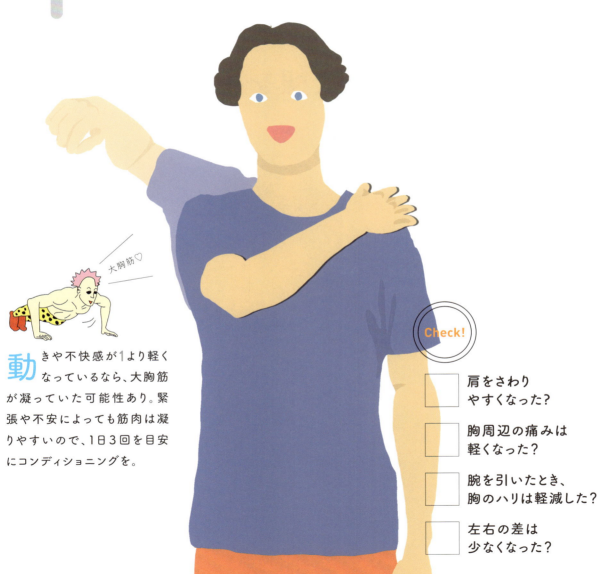

Check!

☐ 肩をさわり
やすくなった？

☐ 胸周辺の痛みは
軽くなった？

☐ 腕を引いたとき、
胸のハリは軽減した？

☐ 左右の差は
少なくなった？

胸・脇
の痛み、不調

前　鋸　筋
のコンディショニング

ぜん　きょ　きん

1 脇周辺の状態を確認

バンザイをしたり、反対側の肩をさわったりする。逆側も同様に行う。
動きのかたさや不快な感覚がないかを確認。

SELF CHECK
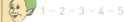
1 - 2 - 3 - 4 - 5
絶好調　　ツライ…　　めちゃ痛

Check!
スムーズに
肩をさわれない

Check!
肩をさわって
いるとき、脇の
周辺がかたい

Check!
バンザイ
しにくい

Check!
左右で
感覚が違う

2 「前鋸筋」をイメージ

パンチをするときに使う、肩甲骨と肋骨をつないでいる面白い形をした筋肉。
バンザイをするときにも活躍。

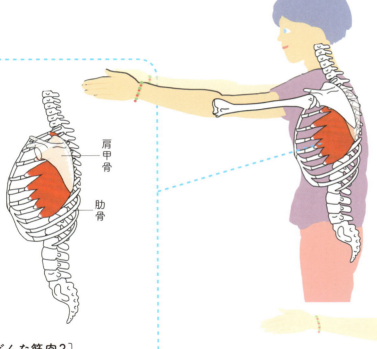

肩甲骨

肋骨

[どんな筋肉?]

脇腹部分にあるノコギリのように
ギザギザした形の筋肉

[どの骨についている?]

肋骨と肩甲骨についている

[おもな働きは?]

肩甲骨を前に押し出すときに使う

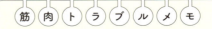

筋 肉 ト ラ ブ ル メ モ

前鋸筋にトラブルがあると、肩甲骨の動きがか
たくなる。猫背や、肩が前にいつも出ている人
はコリが起きやすいので注意。

3 「前鋸筋」をゆるめる

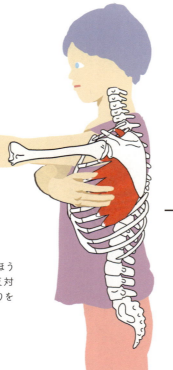

⚠️ **さわるポイント**

手のひらを肋骨に沿わせる感じで、手を胸側に少しだけグッと引きつけるように前鋸筋を押さえる。

【さわる】

痛みやハリを感じるほうの腕を前に伸ばす。反対の手で脇の下のあたりを押さえる。

×10回

【動かす】

脇の下に手を当てたまま、肩ではなく、肩甲骨から腕を背中側に引く。

最後に、脱力＋深呼吸×3回

脇周辺がポカポカしたり、血液が流れる感覚を味わう。

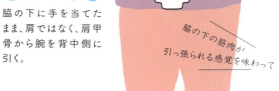

脇の下の筋肉が引っ張られる感覚を味わって

54

4 脇周辺の変化を再確認

1と同様の動きをして、動きのかたさや不快な感覚がどう変化したかを確かめる。

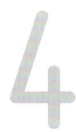

姿勢も
シャキッ!!

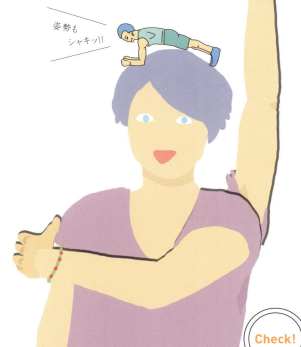

脇 周辺の動きや不快感が1より軽くなっていたなら、前鋸筋が凝っていた可能性あり。目立たないけど大事な筋肉。前鋸筋を1日3回、コンディショニング。

Check!

☐ 肩をさわり
やすくなった?

☐ バンザイしやすく
なった?

☐ 腕を引いたとき、
脇周辺のハリは軽減した?

☐ 左右の差は
少なくなった?

背中の痛みや不調を解決！

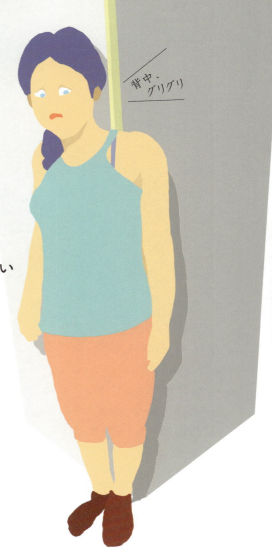

背中、グリグリ

こんな人は要チェック!!

- 猫背ぎみ
- 気づくと前かがみの姿勢になっている
- 背中に痛みやコリがある
- 肩甲骨の動きがかたく、腕を動かしにくい
- 呼吸が浅い

背中の上部に上記のような悩みを持つ人は、
背中周りの筋肉がかたくなって
伸縮しづらい状態になっている可能性が大。
背中上部（肩甲骨の内側）に関連している
おもな筋肉は、菱形筋、僧帽筋中部たち。
筋肉にどんなトラブルが生じているか
チェックしていこう。

ざっくりチャート

痛み、不調のモトとなっている筋肉をさぐろう

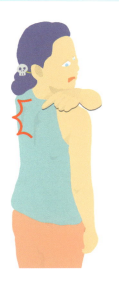

チェック1

☐ 背中の真ん中が凝っている！

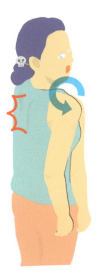

チェック2

☐ 肩甲骨を回しづらい！

どちらも肩甲骨を後ろに引く働きをする
筋肉のコリをゆるめてみる

→ 「菱形筋・僧帽筋中部」
をコンディショニング　　P58へ

菱形筋・僧帽筋中部

りょうけいきん　そうぼうきん

のコンディショニング

1 背中の状態を確認

腕を固定して、肩全体を動かして肩甲骨を回す。
動きのかたさや不快な感覚がないかを確認。

SELF CHECK
1 - 2 - 3 - 4 - 5
絶好調　　　ツライ…　　　めちゃ痛

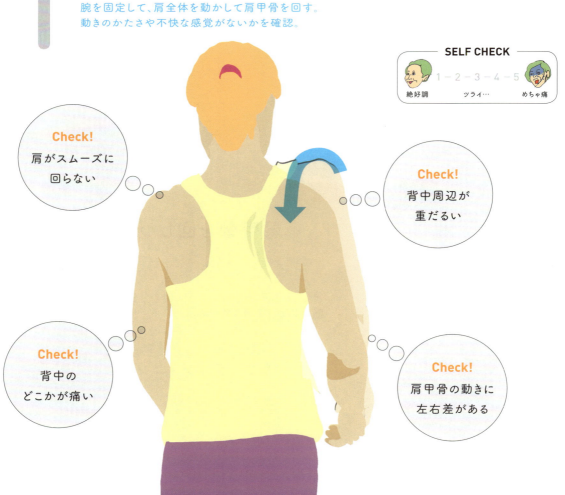

Check!
肩がスムーズに
回らない

Check!
背中周辺が
重だるい

Check!
背中の
どこかが痛い

Check!
肩甲骨の動きに
左右差がある

2 「菱形筋・僧帽筋中部」をイメージ

背中の表面をおおっている「僧帽筋」。その下には、ひし形の形をした「菱形筋」が隠れている。
引き戸を開けるときなどに活躍している。

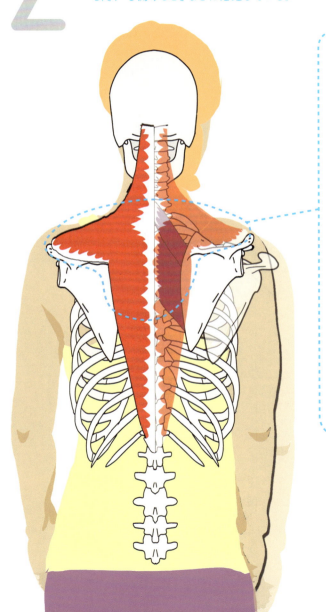

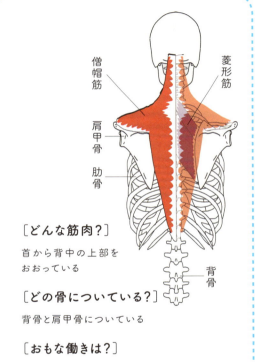

僧帽筋
菱形筋
肩甲骨
肋骨
背骨

[どんな筋肉?]

首から背中の上部を
おおっている

[どの骨についている?]

背骨と肩甲骨についている

[おもな働きは?]

肩甲骨を背骨側に近づけるときに働く

筋 肉 ト ラ ブ ル メ モ

菱形筋・僧帽筋の中部にトラブルがあると、
肩甲骨の動きがかたくなったり、肩甲骨と背
骨の間に不快な症状が出やすくなる。背中
が凝りやすい人は要注意。

3 「菱形筋・僧帽筋中部」を ゆるめる

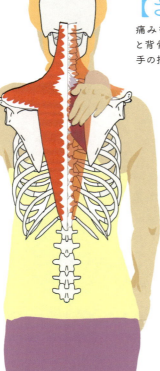

【さわる】

痛みを感じる側の肩甲骨と背骨の間を、反対側の手の指で押さえる。

② 位置がわからない人は

背骨や肩甲骨の上部の突起を目印にして、肩甲骨と背骨の間あたりを押さえよう。

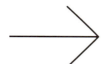

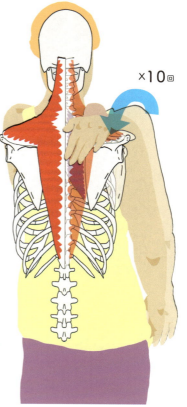

×10回

【動かす】

指で押さえたまま、痛みがない範囲で肩甲骨をクルクル回す。

コリがひどいと、筋肉が盛り上がっていることも!

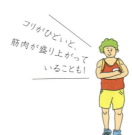

最後に、脱力＋深呼吸×3回

背中周辺がポカポカしたり、血液が流れる感覚を味わう。

4 背中の変化を再確認

1と同じように肩甲骨を回し、コンディショニング前と比べて
動きのかたさや不快な感覚がどう変化したかを確認。

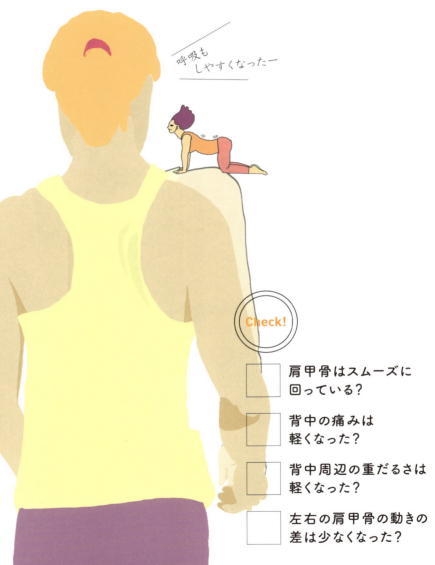

呼吸も
しやすくなったー

動きや不快感が1より軽
くなっているなら、菱
形筋・僧帽筋中部が凝って
いた可能性あり。1日3回、
コンディショニングを続け
よう。PCやデスクワークの
多い人は念入りに。

Check!

☐ 肩甲骨はスムーズに
回っている?

☐ 背中の痛みは
軽くなった?

☐ 背中周辺の重だるさは
軽くなった?

☐ 左右の肩甲骨の動きの
差は少なくなった?

筋肉をイメージ＆コンディショニング

ひじ周辺の痛みや 不調を解決！

こんな人は要チェック!!

● 荷物を持つとき、ひじが痛い

● 腕を伸ばすとひじが痛い

● ひじの曲げ伸ばしがしづらい

● すぐに腕が疲れる

腕やとくにひじ周辺に上記のような悩みを
持つ人は、ひじ周りの筋肉がかたくなって
伸縮しづらい状態になっている可能性が大。
上腕を構成しているおもな筋肉は、
上腕二頭筋、上腕筋、上腕三頭筋たち。
筋肉にどんなトラブルが生じているか
チェックしていこう。

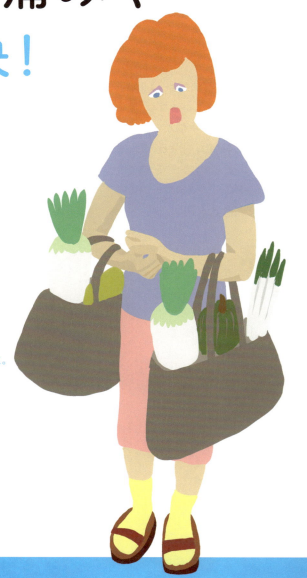

ざっくりチャート

痛み、不調のモトとなっている筋肉をさぐろう

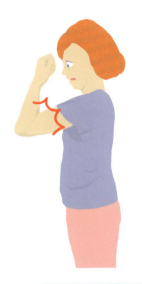

 チェック1

 ☐ **ひじを曲げると痛い！**

腕を曲げる筋肉のコリをゆるめてみる

→ 「上腕二頭筋・上腕筋」を
コンディショニング

 チェック2

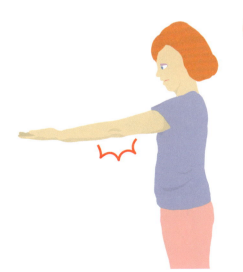

 ☐ **ひじを伸ばすと痛い！**

腕を伸ばす筋肉のコリをゆるめてみる

→ 「上腕三頭筋」を
コンディショニング

どちらも P64へ

上腕二頭筋・上腕筋・
上腕三頭筋 のコンディショニング

1 ひじの状態を確認

ひじを曲げ伸ばしして、動きのかたさや不快な感覚がないかを確認。

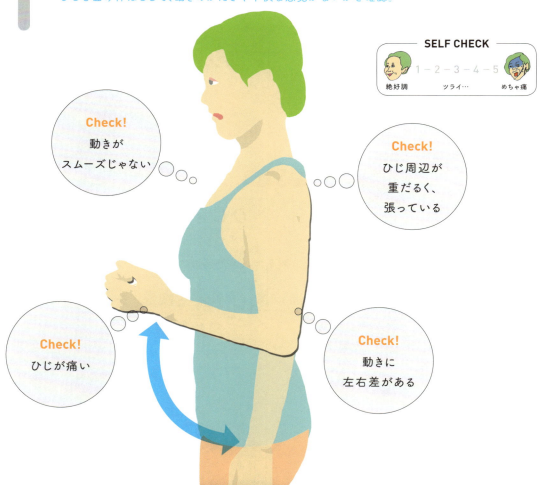

SELF CHECK
1 - 2 - 3 - 4 - 5
絶好調　　ツライ…　　めちゃ痛

Check!
動きが
スムーズじゃない

Check!
ひじ周辺が
重だるく、
張っている

Check!
ひじが痛い

Check!
動きに
左右差がある

2 「上腕の筋肉」をイメージ

上腕部分を前後ではさむようにおおっている、ひじの曲げ伸ばしに欠かせない筋肉。
重い荷物を持つときは、上腕二頭筋が大活躍。

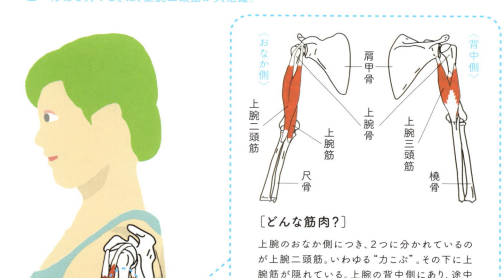

〈おなか側〉　〈背中側〉

肩甲骨
上腕二頭筋
上腕骨
上腕筋
上腕三頭筋
尺骨
橈骨

［どんな筋肉？］

上腕のおなか側につき、2つに分かれているのが上腕二頭筋。いわゆる"力こぶ"。その下に上腕筋が隠れている。上腕の背中側にあり、途中から3つに分かれているのが上腕三頭筋

［どの骨についている？］

肩甲骨・上腕骨と前腕の骨（尺骨・橈骨）についている

［おもな働きは？］

上腕二頭筋・上腕筋はひじを曲げ、上腕三頭筋はひじを伸ばす働きがある

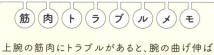

筋　肉　ト　ラ　ブ　ル　メ　モ

上腕の筋肉にトラブルがあると、腕の曲げ伸ばしがしづらくなったり、肩からひじにかけて不快な症状が出やすくなる。

3 「上腕の筋肉」を ゆるめる

上腕二頭筋・上腕筋

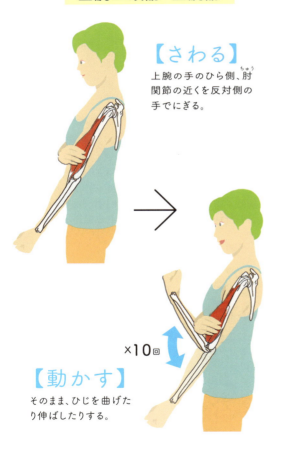

【さわる】

上腕の手のひら側、肘^{ちゅう}関節の近くを反対側の手でにぎる。

【動かす】

そのまま、ひじを曲げたり伸ばしたりする。

×10回

上腕三頭筋

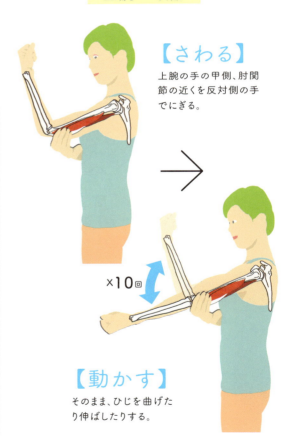

【さわる】

上腕の手の甲側、肘関節の近くを反対側の手でにぎる。

×10回

【動かす】

そのまま、ひじを曲げたり伸ばしたりする。

最後に、脱力＋深呼吸×3回　ひじ周辺がポカポカしたり、血液が流れる感覚を味わう。

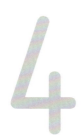

ひじの変化を再確認

1と同じようにひじを曲げ伸ばしして、コンディショニング前と比べて
動きのかたさや不快な感覚がどう変化したかを確認。

動きや不快感が1より軽くなっているなら、これらの筋肉が凝っていた可能性あり。1日3回、コンディショニングを続けよう。重い荷物などを持つことが多い人は念入りなケアを。

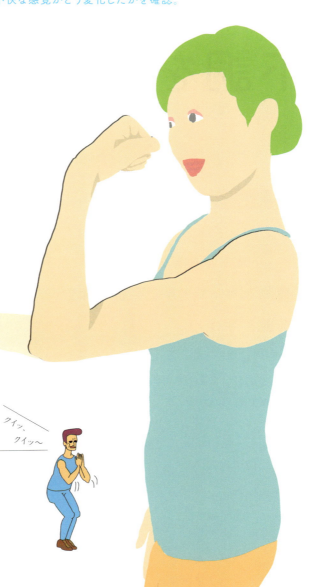

Check!

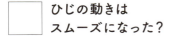
ひじの動きは
スムーズになった？

ひじの痛みは
軽くなった？

ひじ周辺の重だるさや
ハリは軽くなった？

左右の動きの差は
少なくなった？

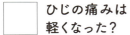
クイッ、
クイッ〜

筋肉をイメージ＆コンディショニング

手・手首の痛みや不調を解決！

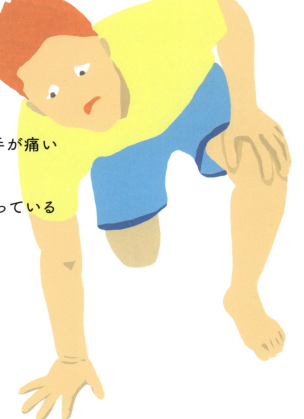

こんな人は要チェック！！

- ●手をついたときに手首が痛い
- ●ペットボトルなどのフタを回すと手が痛い
- ●荷物を持ったときに手首が痛い
- ●前腕や手がパンパンにいつも張っている

手や手首に上記のような悩みを持つ人は、
前腕の筋肉がかたくなって伸縮しづらい
状態になっている可能性が大。
前腕を構成しているおもな筋肉は、
前腕屈筋群、前腕伸筋群たち。
筋肉にどんなトラブルが生じているか
チェックしていこう。

痛み、不調のモトとなっている筋肉をさぐろう

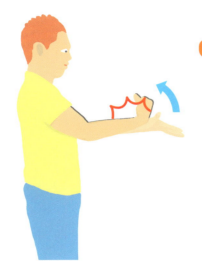

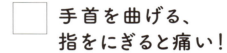

チェック1

☐ 手首を曲げる、
指をにぎると痛い！

指を曲げる筋肉のコリをゆるめてみる

→ 「前腕屈筋群」を
コンディショニング

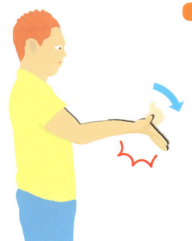

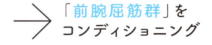

チェック2

☐ 手首を伸ばす、
指を開くと痛い！

指を伸ばす筋肉のコリをゆるめてみる

→ 「前腕伸筋群」を
コンディショニング

どちらも P70へ

前腕屈筋群・前腕伸筋群
のコンディショニング

1 手・手首の状態を確認

手を開いてグーパーをしたり、手首をクルクル回す。
動きのかたさや不快な感覚がないかを確認。

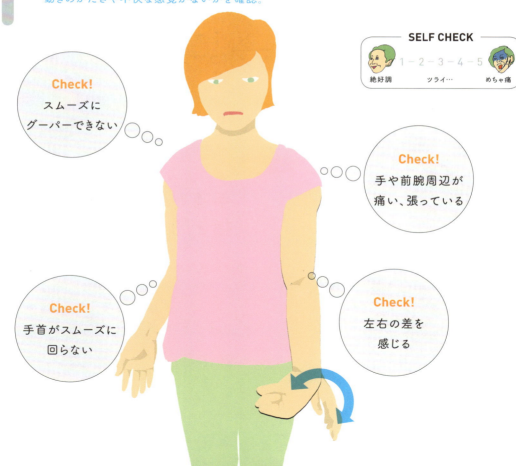

SELF CHECK
1 - 2 - 3 - 4 - 5
絶好調　ツライ…　めちゃ痛

Check!
スムーズに
グーパーできない

Check!
手や前腕周辺が
痛い、張っている

Check!
手首がスムーズに
回らない

Check!
左右の差を
感じる

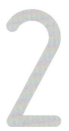

「前腕の筋肉」をイメージ

上腕骨の末端から手にかけて、
放射線状に広がっている筋肉たち。その役割を知ろう。

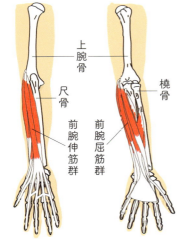

〈左手の甲側〉　〈左手のひら側〉

上腕骨
尺骨
前腕伸筋群
橈骨
前腕屈筋群

[どんな筋肉？]

前腕屈筋群は、ひじから手首にかけて手のひら側についているたくさんの筋肉の総称。手の甲側についているのが前腕伸筋群

[どの骨についている？]

上腕骨と前腕の骨（尺骨・橈骨）、手のたくさんの骨についている

[おもな働きは？]

手首の動きや、指の曲げ伸ばしにも活躍

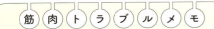

筋 肉 ト ラ ブ ル メ モ

前腕の筋肉にトラブルがあると、手首や指の曲げ伸ばしがしづらくなったり、ひじから先にかけて不快な症状が出やすくなる。

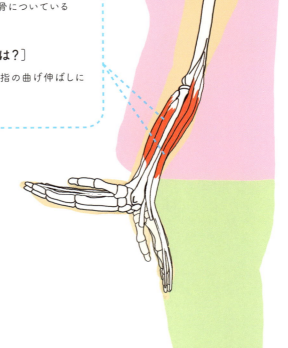

3 「前腕の筋肉」を ゆるめる

 さわるポイント

たくさんの筋肉が集まっている箇所なので、手全体を使って筋肉すべてを集めるようににぎる。

前腕屈筋群

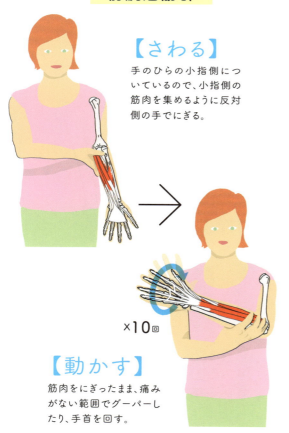

【さわる】

手のひらの小指側についているので、小指側の筋肉を集めるように反対側の手でにぎる。

×10回

【動かす】

筋肉をにぎったまま、痛みがない範囲でグーパーしたり、手首を回す。

前腕伸筋群

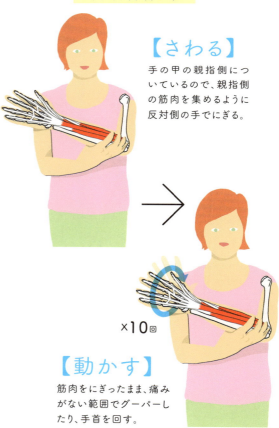

【さわる】

手の甲の親指側についているので、親指側の筋肉を集めるように反対側の手でにぎる。

×10回

【動かす】

筋肉をにぎったまま、痛みがない範囲でグーパーしたり、手首を回す。

最後に、脱力＋深呼吸×3回 手首周辺がポカポカしたり、血液が流れる感覚を味わう。

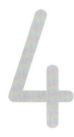

手・手首の変化を再確認

1と同様に、グーパーしたり手首をクルクル回す。
コンディショニング前と比べ、動きのかたさや不快な感覚がどう変化したかを確認。

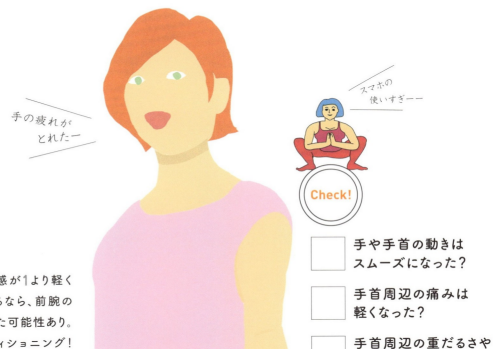

手の疲れが
とれたー

スマホの
使いすぎーー

Check!

- [ ] 手や手首の動きは
スムーズになった？

- [ ] 手首周辺の痛みは
軽くなった？

- [ ] 手首周辺の重だるさや
ハリは軽くなった？

- [ ] 左右の動きの差は
少なくなった？

動きや不快感が1より軽くなっているなら、前腕の筋肉が凝っていた可能性あり。1日3回、コンディショニング！PCやスマホをよく使う人はしっかりケアしよう。

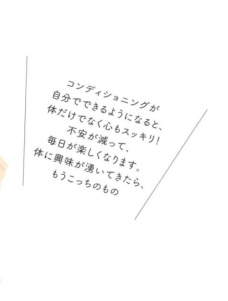

コンディショニングが
自分でできるようになると、
体だけでなく心もスッキリ!
不安が減って、
毎日が楽しくなります。
体に興味が湧いてきたら、
もうこっちのもの

下半身をコンディショニング

腰痛、ひざ痛、足の疲れ など

3 章

筋肉をイメージ＆コンディショニング

腰の痛みや
不調を解決！

こんな人は要チェック!!

- 猫背や反り腰
- 腰を伸ばすと痛い
- 前かがみになると腰が痛い
- 腰がつねに重だるい
- 腰をねじると背中や脇腹が張る

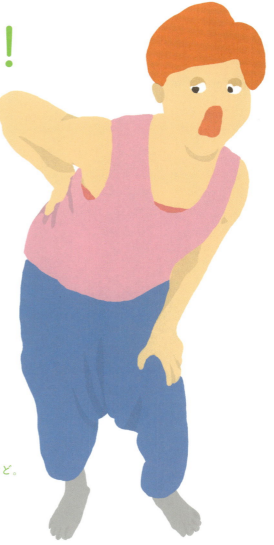

上記のような腰の悩みを持つ人は、
腰の痛みや不調に関係している筋肉が
かたくなって伸縮しづらい
状態になっている可能性が大。
腰周辺を構成しているおもな筋肉は、
内腹斜筋、外腹斜筋、腰方形筋、脊柱起立筋など。
まずは腰の状態をチェックしていこう。

3方向の動きで腰の状態を知ろう

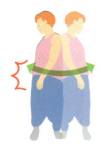

 チェック1

☐ **腰をひねると痛い！**

→ 「内腹斜筋・外腹斜筋」からコンディショニング P78へ

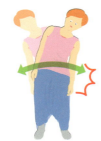

 チェック2

☐ **腰を横に傾けると痛い！**

→ 「腰方形筋」からコンディショニング P82へ

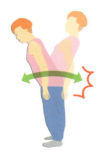

 チェック3

☐ **腰を前後に傾けると痛い！**

→ 「脊柱起立筋」からコンディショニング P86へ

腰の痛みは原因が複雑。いろんな筋肉が関係して痛みを起こしていることも多い。まずは上のチェックで当てはまる筋肉をコンディショニングして、変化がなければほかの2つの筋肉もやってみよう。腰の状態が一番軽くなったコンディショニングを重点的にやってみて。

腰 の痛み、不調

内腹斜筋・外腹斜筋
ないふくしゃきん　がいふくしゃきん
のコンディショニング

1 腰の状態を確認

腰を前後左右に傾けたり、ひねったりする。
動きのかたさや腰、横腹に不快な感覚がないかを確認。

SELF CHECK
1 - 2 - 3 - 4 - 5
絶好調　　ツライ…　　めちゃ痛

Check!
腰がスムーズに
丸まらない

Check!
腰や横腹が
痛い、ハリがある

Check!
腰がスムーズに
回らない

Check!
動きに
左右差がある

2 「内腹斜筋・外腹斜筋」をイメージ

女性の憧れ、ウエストのくびれを形づくる筋肉。
コルセットのように横腹につき、
内腹斜筋の上に外腹斜筋が重なっている。

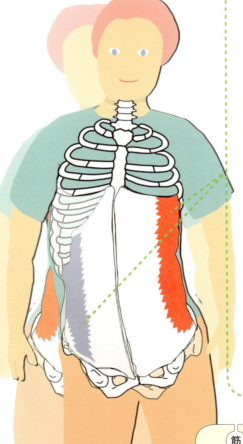

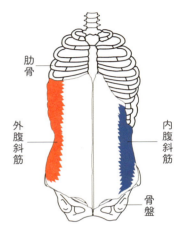

肋骨

外腹斜筋

内腹斜筋

骨盤

[どんな筋肉？]

おなかの側面や前面をおおっている
大きな筋肉

[どの骨についている？]

骨盤と肋骨、おなかの膜についている

[おもな働きは？]

腰を前後左右に曲げたり、ひねった
りするときに働く

筋 肉 ト ラ ブ ル メ モ

内腹斜筋・外腹斜筋にトラブルがあると、腰の
動きがかたくなったり、腰に不快な症状が出や
すくなる。姿勢が悪い人は要注意。

3 「内腹斜筋・外腹斜筋」を ゆるめる

【さわる】

横腹にある骨盤のふちをつかみ、もっともでっぱっているあたりを親指で押す。

 さわるポイント

骨盤のふちを押さえること。肋骨を押さないように注意する。

【動かす】

親指で押したまま、痛みがない範囲で、骨盤を引き上げるように腰を左右に傾ける。

×10回

腰を左右に振る感じで〜

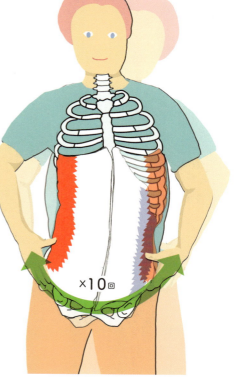

最後に、脱力＋深呼吸×3回
腰周辺がポカポカしたり、血液が流れる感じを味わう。

4 腰の変化を再確認

1と同様に腰を丸めたり、左右にひねる。
コンディショニング前と比べ、動きのかたさや不快な感覚の変化を確認。

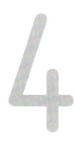

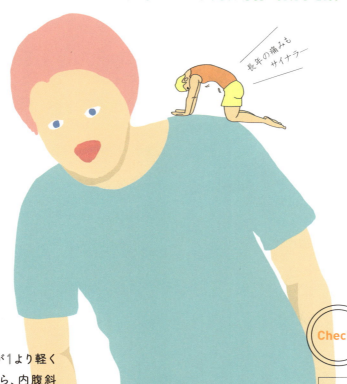

長年の痛みも
サイナラ〜

Check!

動きや不快感が1より軽くなっているなら、内腹斜筋・外腹斜筋が凝っていた可能性あり。1日3回のコンディショニングを。同じ姿勢が長時間続いたときにやるとよい。

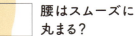
□ 腰はスムーズに丸まる？

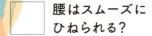
□ 腰はスムーズにひねられる？

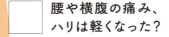
□ 腰や横腹の痛み、ハリは軽くなった？

□ 動きの左右差は少なくなった？

81

腰
の痛み、不調

腰方形筋
のコンディショニング

1 腰の状態を確認

腰を前後左右に傾けたり、ひねったりする。
動きのかたさや腰、横腹に不快な感覚がないかを確認。

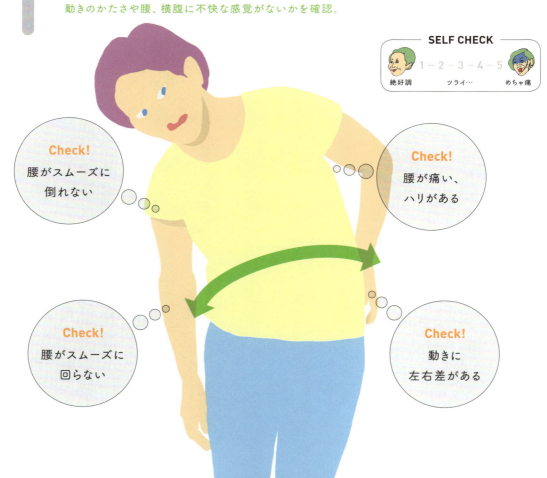

SELF CHECK

1 - 2 - 3 - 4 - 5

絶好調　　ツライ…　　めちゃ痛

Check!
腰がスムーズに
倒れない

Check!
腰が痛い、
ハリがある

Check!
腰がスムーズに
回らない

Check!
動きに
左右差がある

2 「腰方形筋」をイメージ

腰の表面ではなく深い部分についていて、腰骨を両サイドから支えている。
いい姿勢を保つためにとても重要な筋肉。

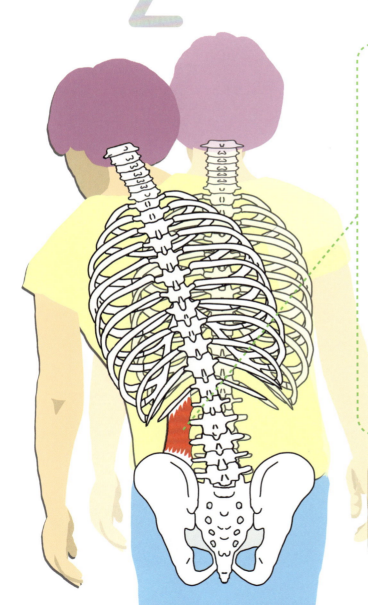

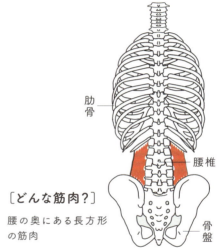

肋骨

腰椎

骨盤

[どんな筋肉？]

腰の奥にある長方形
の筋肉

[どの骨についている？]

背骨（腰椎の側面）、肋骨と骨盤についている

[おもな働きは？]

腰をひねったり、左右に倒したり、腰を安定させ
る重要な役割を担っている

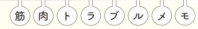

（筋）（肉）（ト）（ラ）（ブ）（ル）（メ）（モ）

腰方形筋にトラブルがあると、姿勢が安定せ
ず、不快な症状が出やすくなる。腰が丸まった
姿勢が悪い人、長時間デスクワークをする人な
どは要注意。

3 「腰方形筋」をゆるめる

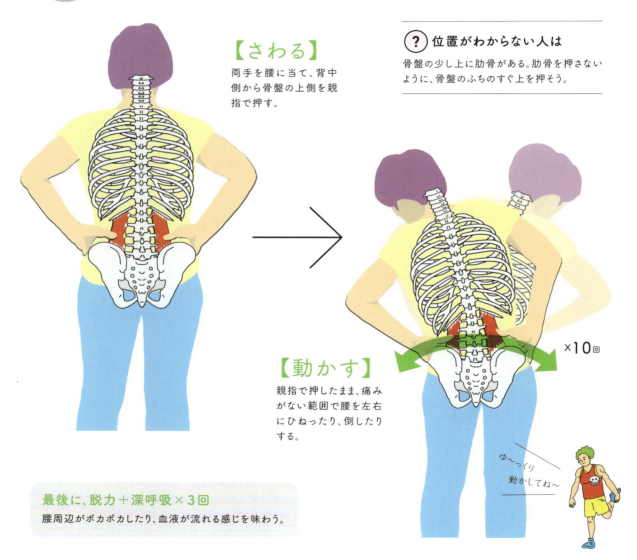

【さわる】
両手を腰に当て、背中側から骨盤の上側を親指で押す。

（?）位置がわからない人は
骨盤の少し上に肋骨がある。肋骨を押さないように、骨盤のふちのすぐ上を押そう。

×10回

【動かす】
親指で押したまま、痛みがない範囲で腰を左右にひねったり、倒したりする。

ゆ〜っくり
動かしてね〜

最後に、脱力＋深呼吸×3回
腰周辺がポカポカしたり、血液が流れる感じを味わう。

4 腰の変化を再確認

再び、腰を左右にひねったり、倒したりする。
動きのかたさや不快な感覚が、1と比べてどう変化したかを確かめる。

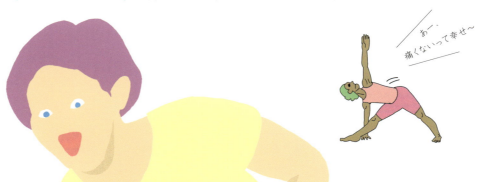

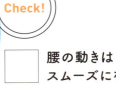

あ〜、
痛くないって幸せ〜

腰の動きや不快感が軽く
なっているなら、腰方形
筋が凝っていた可能性あり。
腰方形筋のトラブルは姿勢の
悪さの原因にもなるので、1日3
回のコンディショニングでしっ
かりケアを。

Check!

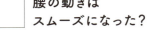 腰の動きは
スムーズになった？

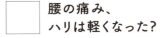 腰の痛み、
ハリは軽くなった？

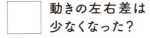 動きの左右差は
少なくなった？

85

脊柱起立筋

せきちゅうきりつきん

のコンディショニング

1 腰の状態を確認

腰を前後左右に傾けたり、ひねったりする。
動きのかたさや腰に不快な感覚がないかを確認。

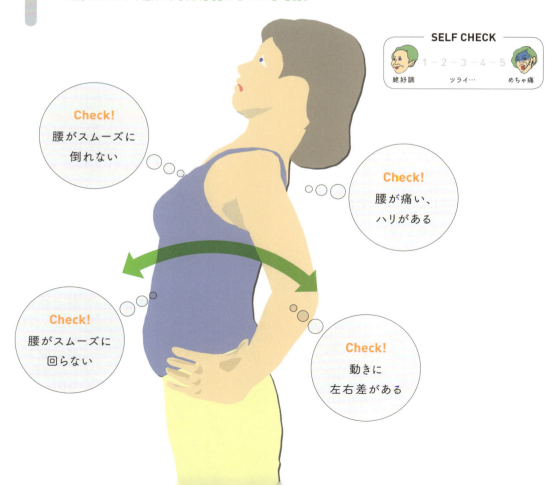

SELF CHECK

1 - 2 - 3 - 4 - 5

絶好調　　ツライ…　　めちゃ痛

Check!
腰がスムーズに
倒れない

Check!
腰が痛い、
ハリがある

Check!
腰がスムーズに
回らない

Check!
動きに
左右差がある

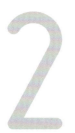

「脊柱起立筋」をイメージ

腰から背骨にかけてついている棘筋・最長筋・腸肋筋の集まりの総称。
背中を支える大切な存在。背伸びなどをするときに活躍。

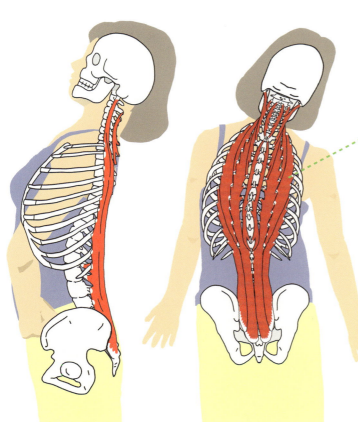

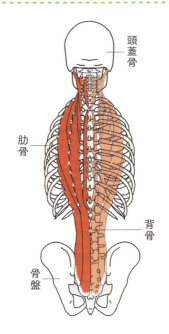

頭蓋骨

肋骨

背骨

骨盤

［どんな筋肉？］

腰から頭にかけて、背中をおおうよう
についているたくさんの筋肉

［どの骨についている？］

骨盤、背骨、肋骨、頭蓋骨についている

［おもな働きは？］

背中を伸ばしたり、左右に倒したり、
ひねったりする

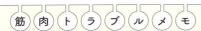

筋 肉 ト ラ ブ ル メ モ

脊柱起立筋にトラブルがあると、腰や背中の動きが
かたくなったり、腰周辺に不快な症状が出やすくな
る。腰や背中が丸まった、姿勢の悪い人は要注意。

3 「脊柱起立筋」をゆるめる

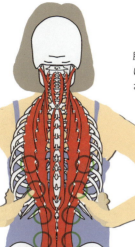

【さわる】

腰から背中の筋肉を背骨に集めるように、親指で押さえる。

 さわるポイント

脊柱起立筋は大きな筋肉なので、指の位置を少しずつずらしながら、何か所かに分けてコンディショニングしてみよう。

【動かす】

親指で筋肉を押さえたまま、痛みがない範囲で腰を左右にひねったり、倒したりする。

×10回

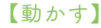
誰かに押してもらってもOK!

最後に、脱力＋深呼吸×3回
腰や背中がポカポカしたり、血液が流れる感覚を味わう。

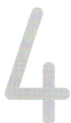

4 腰の変化を再確認

1と同じように腰を動かして、かたさや不快な感覚がどう変化したかを比べる。

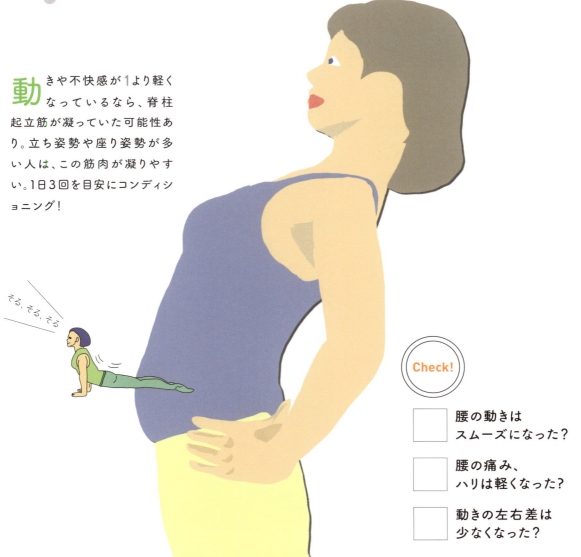

動きや不快感が1より軽くなっているなら、脊柱起立筋が凝っていた可能性あり。立ち姿勢や座り姿勢が多い人は、この筋肉が凝りやすい。1日3回を目安にコンディショニング!

そる、そる、そる

Check!

☐ 腰の動きはスムーズになった?

☐ 腰の痛み、ハリは軽くなった?

☐ 動きの左右差は少なくなった?

89

筋肉をイメージ＆コンディショニング

ひざの痛みや不調を解決！

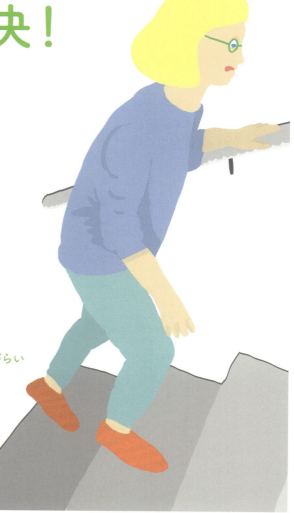

こんな人は要チェック!!

- 立ち上がるときにひざが痛い
- 歩きはじめが痛い
- 階段の上り下りがつらい
- 正座ができない
- ひざがまっすぐに伸びない

上記のような悩みをひざに持つ人は、
ひざ周りの筋肉がかたくなって伸縮しづらい
状態になっている可能性が大。
ひざ周辺を構成しているおもな筋肉は、
大腿四頭筋、ハムストリングスたち。
どの筋肉にトラブルが生じているか
チェックしていこう。

痛み、不調のモトとなっている筋肉をさぐろう

チェック1

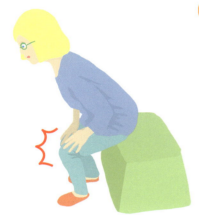

☐ 立ち上がるとひざが痛い！

ひざを曲げ伸ばす
筋肉のコリをゆるめてみる

→ 「大腿四頭筋」を
コンディショニング

P92へ

チェック2

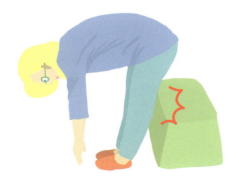

☐ 前屈したら
太ももの裏がつっぱる！

太ももの裏側にある、ひざを曲げる
筋肉のコリをゆるめてみる

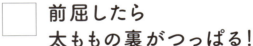
→ 「ハムストリングス」を
コンディショニング

P96へ

CARE.14 ひざ の痛み、不調 | 大腿四頭筋 のコンディショニング

1 ひざの状態を確認

イスに座ったり、立ち上がったりして
ひざの屈伸をする。動きのかたさや
ひざに不快な感覚がないかを確認。

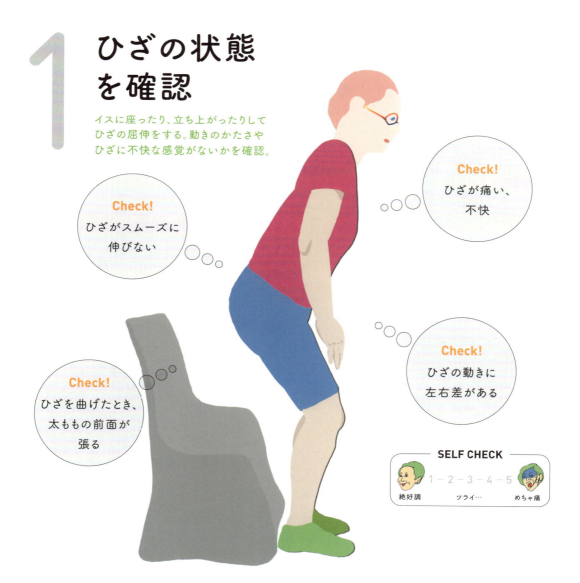

Check!
ひざがスムーズに
伸びない

Check!
ひざが痛い、
不快

Check!
ひざの動きに
左右差がある

Check!
ひざを曲げたとき、
太ももの前面が
張る

SELF CHECK

絶好調　1 - 2 - 3 - 4 - 5　めちゃ痛
ツライ…

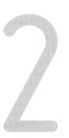

「大腿四頭筋」をイメージ

競輪選手のたくましい太ももをつくっているのが、この大腿四頭筋。
4つの筋肉が集まってできている。ジャンプをするときなどに大活躍。

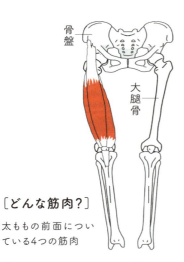

骨盤

大腿骨

［どんな筋肉？］

太ももの前面についている4つの筋肉

［どの骨についている？］

骨盤と大腿骨からひざの関節をまたぐように、すねの骨についている

［おもな働きは？］

ひざを伸ばす働きがある

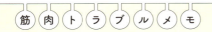

筋 肉 ト ラ ブ ル メ モ

大腿四頭筋にトラブルがあると、ひざの動きがかたくなったり、不快な症状が出やすくなる。立ち上がりや歩きはじめに、ひざが痛い人は要注意。

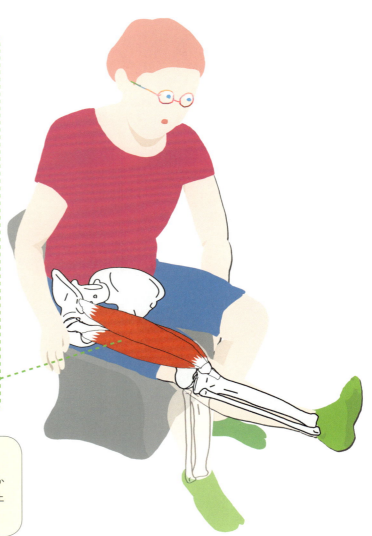

3 「大腿四頭筋」をゆるめる

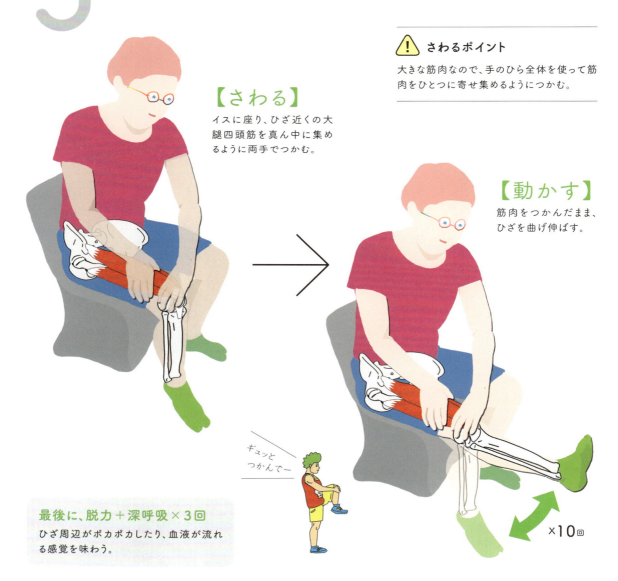

さわるポイント
大きな筋肉なので、手のひら全体を使って筋肉をひとつに寄せ集めるようにつかむ。

【さわる】
イスに座り、ひざ近くの大腿四頭筋を真ん中に集めるように両手でつかむ。

【動かす】
筋肉をつかんだまま、ひざを曲げ伸ばす。

ギュッとつかんでー

×10回

最後に、脱力＋深呼吸×3回
ひざ周辺がポカポカしたり、血液が流れる感覚を味わう。

4 ひざの変化を再確認

1と比べて、ひざの動きのかたさや不快な感覚がどう変化したかを確かめる。

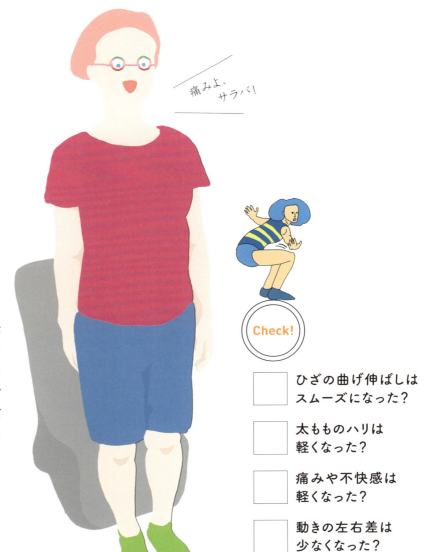

痛みよ、サラバ!

Check!

ひざの動きや不快感が1より軽くなっているなら、大腿四頭筋が凝っていた可能性あり。1日3回、コンディショニングを続けよう。しばらくやっていると、階段の上り下りもラクになるぞ。

- [ ] ひざの曲げ伸ばしはスムーズになった?
- [ ] 太もものハリは軽くなった?
- [ ] 痛みや不快感は軽くなった?
- [ ] 動きの左右差は少なくなった?

ハムストリングス
のコンディショニング

1 ひざや太ももの状態を確認

両足を肩幅に広げて立ち、前屈する。太もも裏のハリ具合を確認。

SELF CHECK
1 - 2 - 3 - 4 - 5
絶好調　ツライ…　めちゃ痛

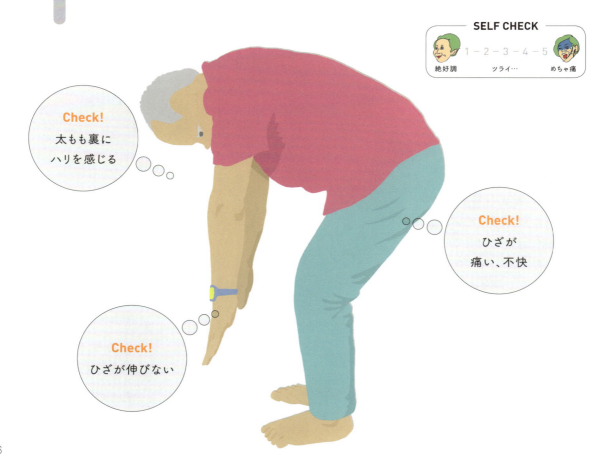

Check!
太もも裏に
ハリを感じる

Check!
ひざが
痛い、不快

Check!
ひざが伸びない

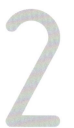

「ハムストリングス」をイメージ

太ももの裏側にも、前面と同じように4つの筋肉がついている。
歩いたり、走ったりするとき、いつも活躍している。

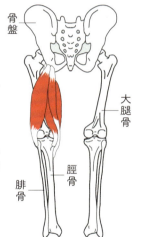

骨盤

大腿骨

脛骨

腓骨

[どんな筋肉？]

太ももの裏に、縦に伸びている4
つの筋肉

[どの骨についている？]

骨盤と大腿骨から下腿の2本の
骨（脛骨・腓骨）まで、ひざ関節
をまたぐようについている

[おもな働きは？]

ひざを曲げる働きがある

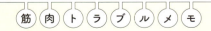

筋 肉 ト ラ ブ ル メ モ

ハムストリングスにトラブルがあると、ひざの動き
がかたくなったり、太もも裏に不快な症状が出やす
くなる。前屈して手が床につかない人は要注意。

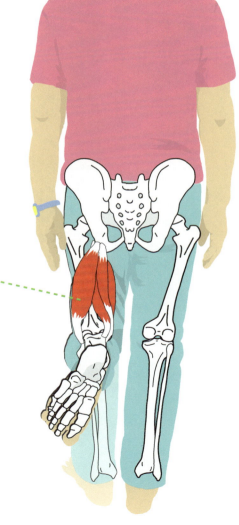

3 「ハムストリングス」をゆるめる

 さわるポイント

座骨に沿って、テニスボールの位置を少しずつずらしながら、太もも裏の内側と外側の両方をゆるめてみよう。

【さわる】

イスに座り、骨盤近くの太もも裏にテニスボールを当てる。

【動かす】

テニスボールを当てた状態で、胸を張ったまま、股関節から体を前に傾ける。その姿勢を30秒キープ。

座骨

30秒キープ

最後に、脱力＋深呼吸×3回

太ももやひざ裏周辺がポカポカしたり、血液が流れる感覚を味わう。

ゆ〜っくり前傾！
ゆ〜っくりね

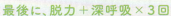

4 ひざや太ももの変化を再確認

1と比べ、ひざの動きのかたさや不快な感覚がどう変化したかを確かめる。

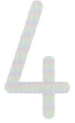

太もも裏が
つっぱらない!

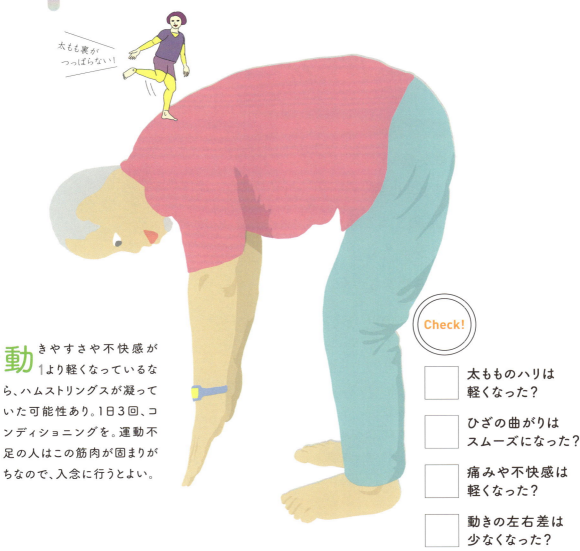

動きやすさや不快感が1より軽くなっているなら、ハムストリングスが凝っていた可能性あり。1日3回、コンディショニングを。運動不足の人はこの筋肉が固まりがちなので、入念に行うとよい。

Check!

☐ 太もものハリは
軽くなった?

☐ ひざの曲がりは
スムーズになった?

☐ 痛みや不快感は
軽くなった?

☐ 動きの左右差は
少なくなった?

筋肉をイメージ＆コンディショニング

股関節の痛みや不調を解決！

- 歩きはじめが痛い
- 立ち上がるときに痛い
- 股関節を開閉すると痛い
- 股関節周りがかたい
- 片足立ちするとふらつく

上記のような悩みを股関節に持つ人は、
股関節周りの筋肉がかたくなって
伸縮しづらい状態になっている可能性が大。
股関節周辺には、おなか側に
腸骨筋、股関節内転筋群、
背中側に中殿筋、小殿筋、梨状筋、
大殿筋たちなど多くの筋肉が密集。
どの筋肉にトラブルが生じているか
チェックしていこう。

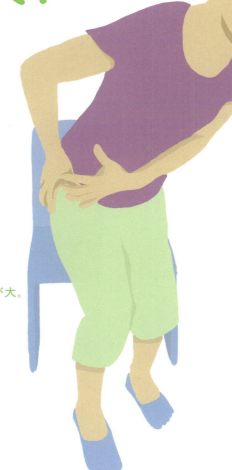

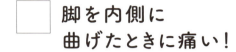

ざっくりチャート

痛み、不調のモトとなっている筋肉をさぐろう

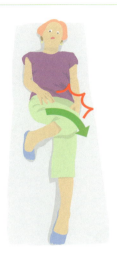

チェック1

☐ 脚を内側に
曲げたときに痛い！

股関節の内側にある筋肉のコリをゆるめてみる

→ 「腸骨筋」を
コンディショニング   P102へ

→ 「股関節内転筋群」を
コンディショニング   P106へ

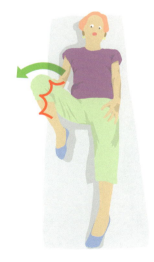

チェック2

☐ 脚を外側に
開いたときに痛い！

股関節の外側にある筋肉のコリをゆるめてみる

→ 「中殿筋・小殿筋・梨状筋」
をコンディショニング   P110へ

→ 「大殿筋」を
コンディショニング   P114へ

股関節 の痛み、不調

腸骨筋 のコンディショニング

ちょう こつ きん

1 股関節の状態を確認

イスに座り、股関節を外にひねりながら曲げる。
動きのかたさや股関節周辺に
不快な感覚がないかを確かめる。

SELF CHECK
1 − 2 − 3 − 4 − 5
絶好調　　ツライ…　　めちゃ痛

Check!
股関節の内側に
つまり感がある

Check!
股関節が
痛い

Check!
股関節が
スムーズに
回らない

Check!
股関節の動きに
左右差がある

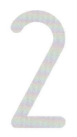

「腸骨筋」をイメージ

骨盤のおなか側の深い部分についている、
しゃもじのような形をしている筋肉。
あぐらをかいたり、脚を組むときなどに活躍している。

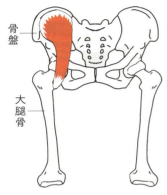

骨盤

大腿骨

[どんな筋肉？]

骨盤のおなか側の奥にある筋肉

[どの骨についている？]

骨盤と大腿骨について、股関節をまたいでいる

[おもな働きは？]

股関節を曲げたり、外に回したりするときに
活躍

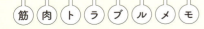

（筋）（肉）（ト）（ラ）（ブ）（ル）（メ）（モ）

腸骨筋にトラブルがあると、股関節のひねりの動
きができなくなったり、股関節周辺に不快な症状
が出やすくなる。しゃがんだときに股関節にひっ
かかりがある人は要注意。

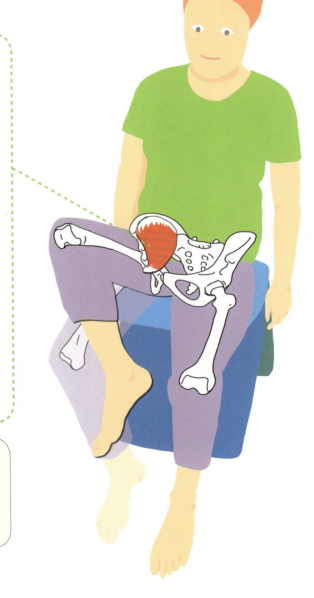

3 「腸骨筋」をゆるめる

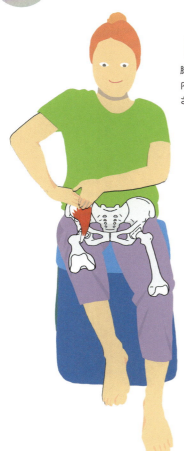

【さわる】

脚をやや開き、骨盤の内側に指先を入れ、押さえる。

⚠ **さわるポイント**

強く押すと痛みがでやすいので、骨盤の内側の骨に沿うように、ゆっくりやさしく押さえる。

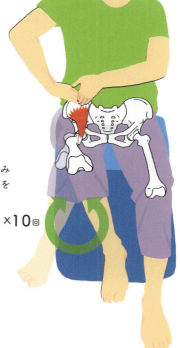

【動かす】

指で押さえたまま、痛みがない範囲で股関節を回す。

×**10**回

押しすぎに注意!

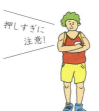

最後に、脱力＋深呼吸×3回
股関節周辺がポカポカしたり、血液が流れる感覚を味わう。

4 股関節の変化を再確認

1と同様の動きをして、かたさや不快な感覚がどう変化したかを確かめる。

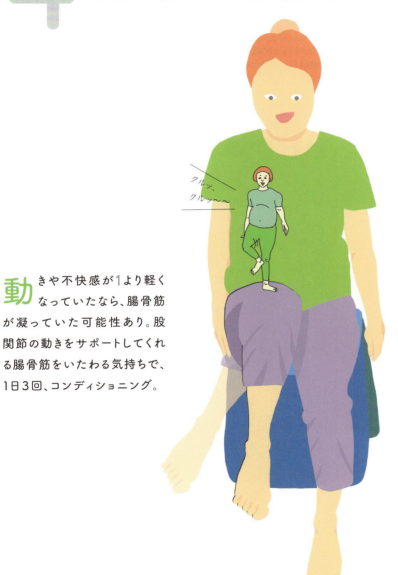

クルッ、
クルッ〜〜

動きや不快感が1より軽くなっていたなら、腸骨筋が凝っていた可能性あり。股関節の動きをサポートしてくれる腸骨筋をいたわる気持ちで、1日3回、コンディショニング。

Check!

- [ ] 股関節は曲がりやすくなった？
- [ ] 股関節はスムーズに回る？
- [ ] 股関節の痛みやつまり感は軽くなった？
- [ ] 動きの左右差は少なくなった？

105

股関節内転筋群
のコンディショニング
（こかんせつないてんきんぐん）

1 股関節の状態を確認

イスに座り、片脚のひざを
両手に抱え、胸に引き寄せる。
股関節周辺の動きのかたさや
不快な感覚がないかを確認。

SELF CHECK
1 - 2 - 3 - 4 - 5
絶好調　　ツライ…　　めちゃ痛

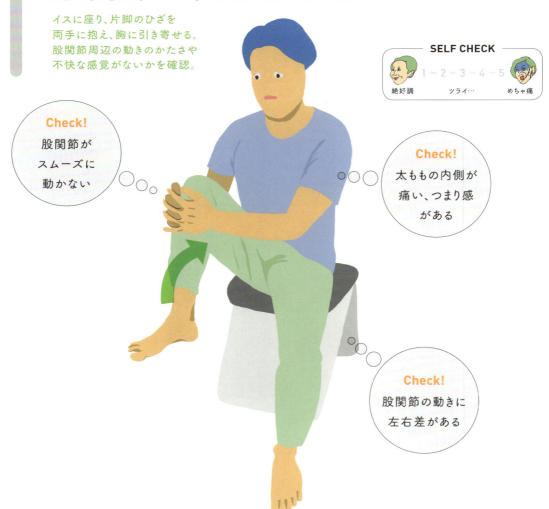

Check!
股関節が
スムーズに
動かない

Check!
太ももの内側が
痛い、つまり感
がある

Check!
股関節の動きに
左右差がある

106

2 「股関節内転筋群」をイメージ

開脚などをするときに、つっぱっている筋肉が
この「股関節内転筋群」。
サイドステップなどをするときにも大活躍。

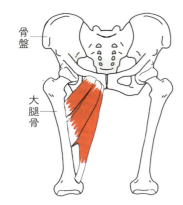

骨盤

大腿骨

[どんな筋肉?]

内ももにあるたくさんの筋肉の総称

[どの骨についている?]

骨盤と大腿骨について、股関節をまたいでいる

[おもな働きは?]

股関節を内側に閉じたり、曲げ伸ばしたりす
る働きがある

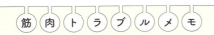

筋 肉 ト ラ ブ ル メ モ

股関節内転筋群にトラブルがあると、股関節の
動きがかたくなったり、不快な症状が出やすくな
る。あぐらをかけない人などは要注意。

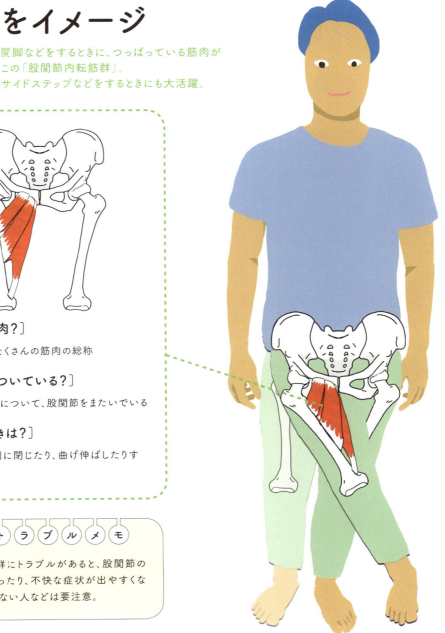

3 「股関節内転筋群」をゆるめる

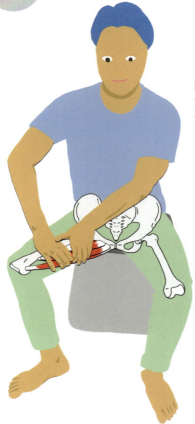

【さわる】
両手のひらを内ももに当て、筋肉を真ん中に集めるようにつかむ。

? 位置がわからない人は
大きな筋肉なので、手のひら全体を使ってつかむとよい。

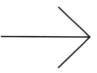

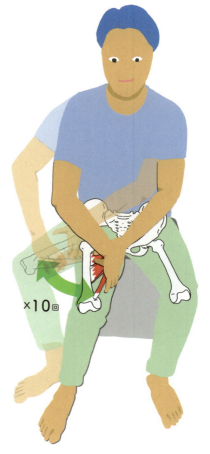

【動かす】
筋肉をつかんだまま、痛みがない範囲で脚を閉じたり開いたりする。

×10回

しっかりゆるめて〜

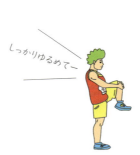

最後に、脱力＋深呼吸×3回
内もも周辺がポカポカしたり、血液が流れる感じを味わう。

4 股関節の変化を再確認

1と同じ動きをして、コンディショニング前と比べて
動きのかたさや不快な感覚がどう変化したかを確認。

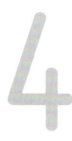

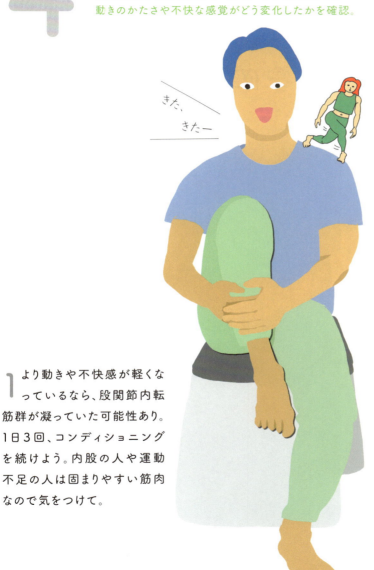

きた、
きたー

1 より動きや不快感が軽くな
っているなら、股関節内転
筋群が凝っていた可能性あり。
1日3回、コンディショニング
を続けよう。内股の人や運動
不足の人は固まりやすい筋肉
なので気をつけて。

Check!

☐ 股関節は
スムーズに動く?

☐ 股関節をしっかり
閉じることができる?

☐ 痛みやつまり感は
軽くなった?

☐ 動きの左右差は
少なくなった?

109

CARE.18 股関節 の痛み、不調

中殿筋・小殿筋・梨状筋 のコンディショニング
ちゅうでんきん・しょうでんきん・りじょうきん

1 股関節の状態を確認

片足立ちをしたり、股関節を外に開いたりして、
股関節周辺の動きのかたさや
不快な感覚がないかを確認。

SELF CHECK
1 - 2 - 3 - 4 - 5
絶好調　　ツライ…　　めちゃ痛

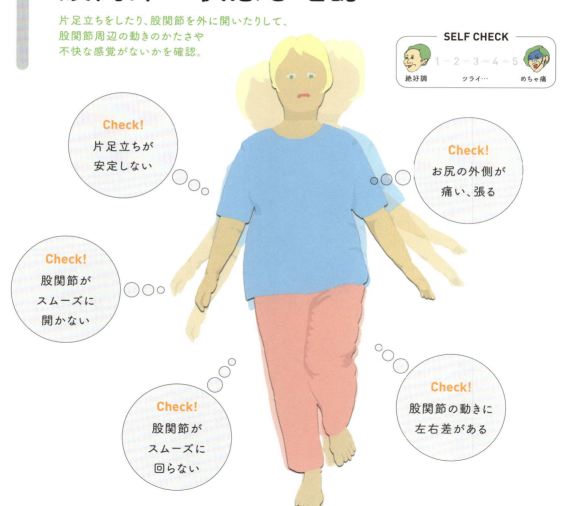

Check!
片足立ちが
安定しない

Check!
お尻の外側が
痛い、張る

Check!
股関節が
スムーズに
開かない

Check!
股関節が
スムーズに
回らない

Check!
股関節の動きに
左右差がある

2 「中殿筋・小殿筋・梨状筋」をイメージ

骨盤の背中側についている3つの筋肉。立っているときの
バランスに関わっており、片足立ちのときに骨盤を安定させる
働きもある。歩いたり走ったりするときも活躍している。

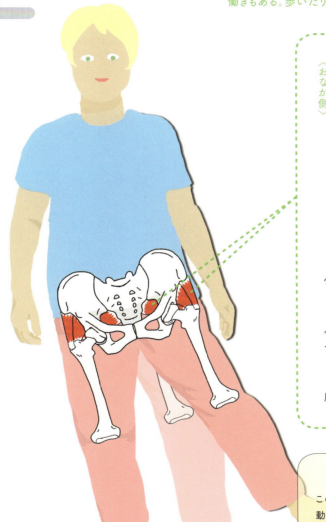

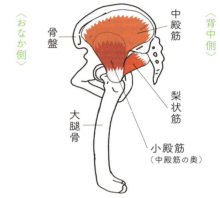

〈おなか側〉 　　　　〈背中側〉

骨盤
中殿筋
梨状筋
大腿骨
小殿筋
（中殿筋の奥）

［どんな筋肉？］

骨盤の背中側についている小さな筋肉

［どの骨についている？］

骨盤と大腿骨について、股関節をまたい
でいる

［おもな働きは？］

股関節を外に開く働きがある

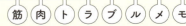

筋 肉 ト ラ ブ ル メ モ

この3つの筋肉にトラブルがあると、股関節の
動きがかたくなったり、不快な症状が出やすくな
る。片足立ちや歩くときにふらつく人は要注意。

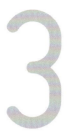

3 「中殿筋・小殿筋・梨状筋」を ゆるめる

⚠ さわるポイント

大腿骨のでっぱりは、手をぶらりと下げたときの手首の位置あたりにある。目安にしよう。

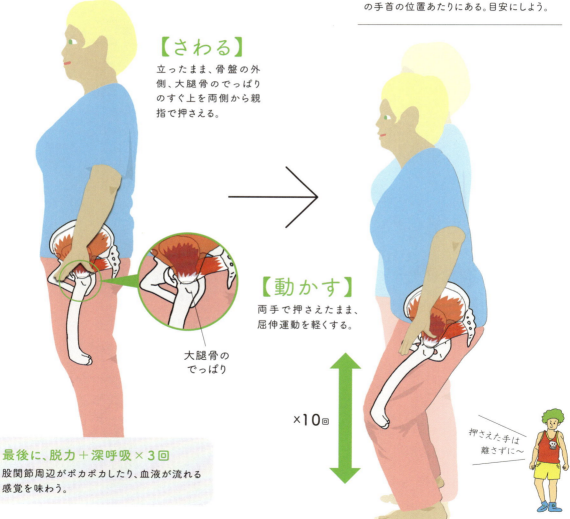

【さわる】

立ったまま、骨盤の外側、大腿骨のでっぱりのすぐ上を両側から親指で押さえる。

大腿骨の
でっぱり

【動かす】

両手で押さえたまま、屈伸運動を軽くする。

×10回

押さえた手は
離さずに〜

最後に、脱力＋深呼吸×3回
股関節周辺がポカポカしたり、血液が流れる感覚を味わう。

4 股関節の変化を再確認

1と同様に片足立ちで、股関節を外側に開いたり、回す。
動きのかたさや不快な感覚がどう変化したかを確認。

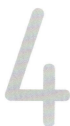

股関節の動きや不快感が1より軽くなっているなら、これらの筋肉が凝っていた可能性あり。1日3回、コンディショニングを。たくさん歩いたあとなどは念入りに行うと疲れもとれる。

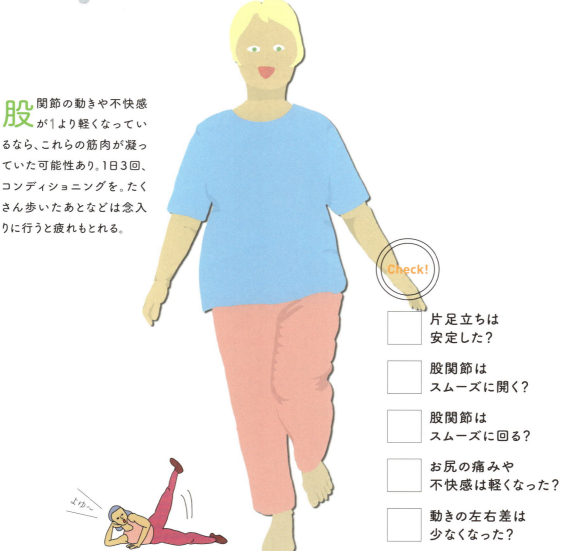

Check!

☐ 片足立ちは
安定した?

☐ 股関節は
スムーズに開く?

☐ 股関節は
スムーズに回る?

☐ お尻の痛みや
不快感は軽くなった?

☐ 動きの左右差は
少なくなった?

113

大　殿　筋
のコンディショニング

1 股関節の状態を確認

股関節を外側に開いたり、伸ばしたりする。
動きのかたさやお尻周辺に不快な感覚がないかを確認。

SELF CHECK
1 - 2 - 3 - 4 - 5
絶好調　　ツライ…　　めちゃ痛

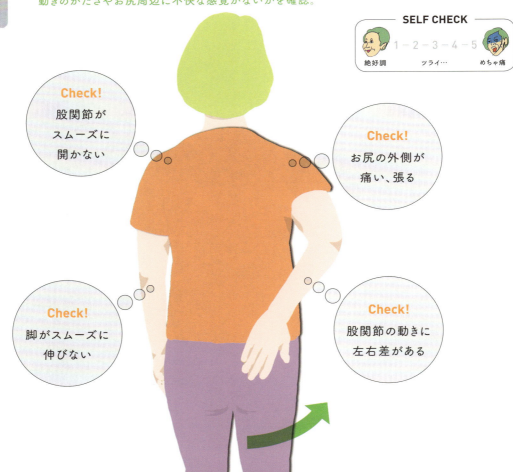

Check!
股関節が
スムーズに
開かない

Check!
お尻の外側が
痛い、張る

Check!
脚がスムーズに
伸びない

Check!
股関節の動きに
左右差がある

2 「大殿筋」をイメージ

お尻部分についていて、中殿筋や小殿筋をおおっている大きな筋肉なので「大殿筋」。
走ったり、ジャンプしたりするときに活躍している。

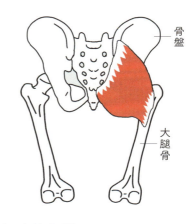

骨盤

大腿骨

[どんな筋肉？]

お尻の丸みをつくっている大きな筋肉

[どの骨についている？]

骨盤と大腿骨について、股関節をまたいでいる

[おもな働きは？]

股関節を開いたり、伸ばしたりする働きがある

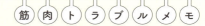

筋 肉 ト ラ ブ ル メ モ

大殿筋にトラブルがあると、股関節や脚の動きが
かたくなったり、股関節周辺に不快な症状が出
やすくなる。小股歩きの人は、この筋肉がうまく使
えていないかも。

3 「大殿筋」を ゆるめる

⚠ **さわるポイント**

大きな筋肉なので、グーにした手を少しずつずらしてお尻全体をコンディショニングしよう。

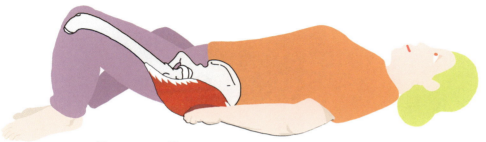

【さわる】

あお向けに寝る。手をグーにして（またはテニスボールを使用）お尻に当てる。

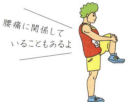

腰痛に関係していることもあるよ

【動かす】

手をお尻に当てたまま、股関節を開いたり閉じたりする。

×10回

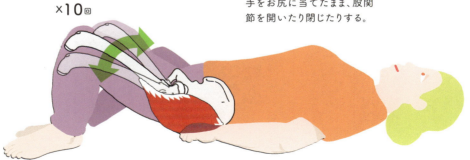

最後に、脱力＋深呼吸×3回　股関節やお尻周辺がポカポカしたり、血液が流れる感覚を味わう。

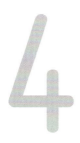

4 股関節の変化を再確認

1と同じ動きをして、動きのかたさや不快な感覚が以前と比べてどう変化したかを確認。

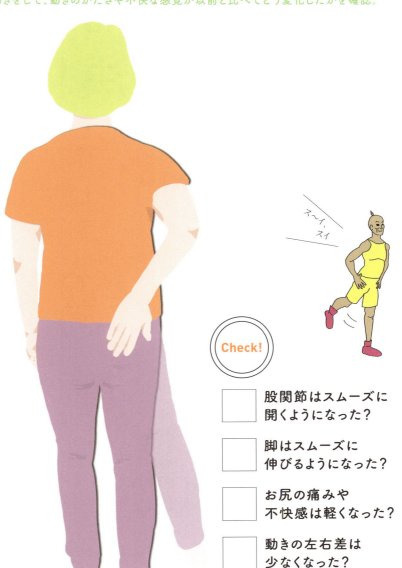

ス〜イ
スイ

お 尻の動きや不快感が1より軽くなっているなら、大殿筋が凝っていた可能性あり。自覚はなくてもお尻は意外と凝っているもの。1日3回、コンディショニングしよう。

Check!

□ 股関節はスムーズに開くようになった?

□ 脚はスムーズに伸びるようになった?

□ お尻の痛みや不快感は軽くなった?

□ 動きの左右差は少なくなった?

筋肉をイメージ＆コンディショニング

足周辺の痛みや不調を解決！

- いつもふくらはぎがだるい
- 足首の関節がかたい
- よくつる
- 足がむくんでいる
- 足の筋肉が張りぎみ

足周辺に上記のような
悩みを持つ人は、足周りの筋肉が
かたくなって伸縮しづらい状態に
なっている可能性が大。
ひざ下を構成している
おもな筋肉は、下腿前面と後面の筋肉たち。
筋肉にどんなトラブルが生じているか
チェックしていこう。

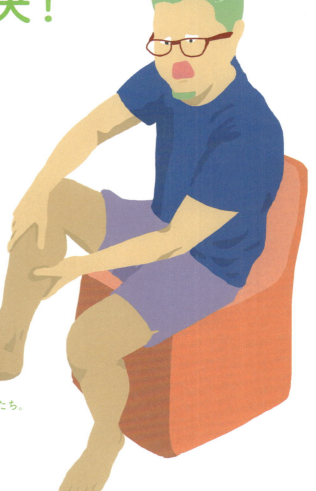

痛み、不調のモトとなっている筋肉をさぐろう

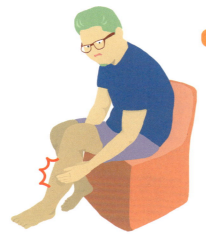

チェック1

☐ すねの前が張る、痛い！

下腿の前側にある筋肉のコリをゆるめてみる

→ 「下腿前面の筋肉」を
コンディショニング

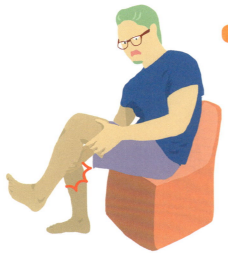

チェック2

☐ ふくらはぎが張る、痛い！

下腿の後ろ側にある筋肉のコリをゆるめてみる

→ 「下腿後面の筋肉」を
コンディショニング

どちらも **P120へ**

下腿前面・後面の筋肉
かたい
のコンディショニング

1

足の状態を確認

イスに座り、足を反らせたり、伸ばしたりする。足周辺の動きのかたさや疲れ、重だるさを確認。

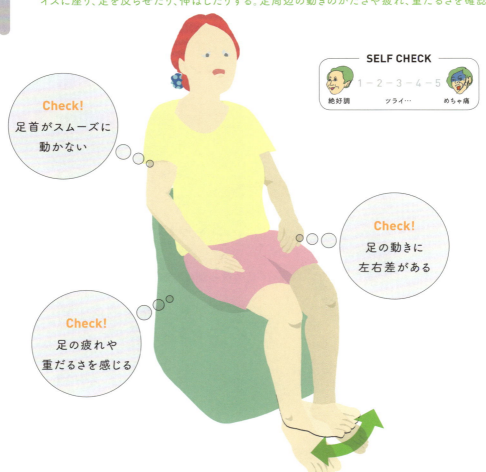

SELF CHECK

絶好調　　1 - 2 - 3 - 4 - 5　　めちゃ痛
　　　　　ツライ…

Check!
足首がスムーズに
動かない

Check!
足の動きに
左右差がある

Check!
足の疲れや
重だるさを感じる

2 「下腿前面・後面の筋肉」をイメージ

すねとふくらはぎについている筋肉。ふくらはぎ側は、
とくに下腿の深い部分についている。
足を使うほぼすべての動きで活躍。

〈足の甲側〉　　〈足の裏側〉

腓骨

脛骨

下腿前面の筋肉

下腿後面の筋肉

[どんな筋肉?]

下腿の前面や後面についているたくさんの筋肉の総称

[どの骨についている?]

下腿の2本の骨（脛骨・腓骨）と足の骨についている

[おもな働きは?]

足首や足指を曲げたり、伸ばしたりする働きがある

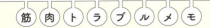

筋 肉 ト ラ ブ ル メ モ

下腿の筋肉にトラブルがあると、足首の動きがかたくなったり、足周辺に不快な症状が出やすくなる。夜中に足がつる人は要注意。

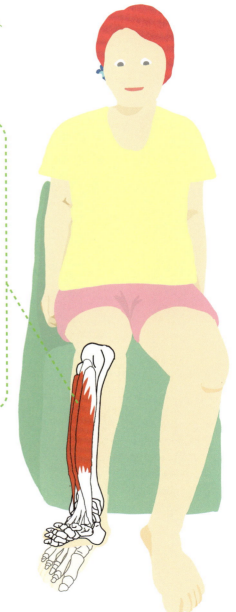

3 「下腿前面・後面の筋肉」をゆるめる

 さわるポイント

下腿前面は手のひら全体でつかみ、後面は親指で押さえて足を動かしてみよう。

下腿前面

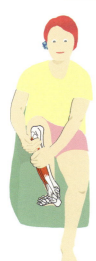

【さわる】
違和感のある脚を少し上げ、すねの前の筋肉を両手で集めるようにつかむ。

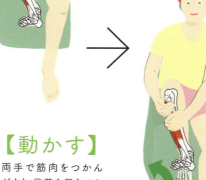

【動かす】
両手で筋肉をつかんだまま、足首を反らせたり伸ばしたりする。

×10回

下腿後面

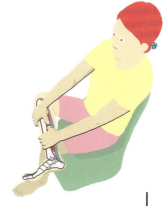

【さわる】
違和感のある脚を片方の脚にのせる。すねの外側の筋肉を両手で集めるようにつかむ。

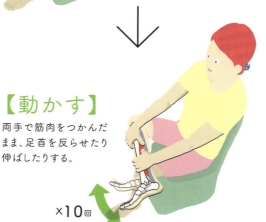

【動かす】
両手で筋肉をつかんだまま、足首を反らせたり伸ばしたりする。

×10回

最後に、脱力＋深呼吸×3回 足首周辺がポカポカしたり、血液が流れる感覚を味わう。

122

4 足の変化を再確認

1の動きと比べ、足や足首の動きのかたさや疲れ具合がどう変化したかを確かめる。

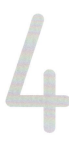

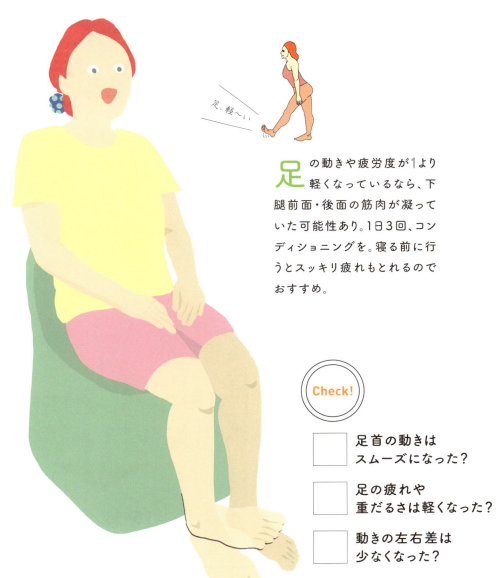

足、軽〜い

足の動きや疲労度が1より軽くなっているなら、下腿前面・後面の筋肉が凝っていた可能性あり。1日3回、コンディショニングを。寝る前に行うとスッキリ疲れもとれるのでおすすめ。

Check!

☐ 足首の動きは
スムーズになった？

☐ 足の疲れや
重だるさは軽くなった？

☐ 動きの左右差は
少なくなった？

コンディショニングを組み合わせて、さらに効果アップ！

2、3章では、筋肉や骨をパーツごとに分けて考えてきましたが、実際は全身でつながっています。なので、痛みや不調も、ひとつの筋肉だけの症状ということはまれで、いくつかの筋肉が原因となっていることがほとんどです。そこで大切になるのが、体の中の"つながり"を意識して、それぞれのコンディショニングを組み合わせることです。

1 同じ部位の筋肉をコンディショニング

ひとつの筋肉のコンディショニングで動きや痛みの変化を感じても、それだけでは完全にフォローできていない可能性もあります。「肩コリ」なら肩周辺にある筋肉のコンディショニングを組み合わせることで、より高い効果が出やすくなります。

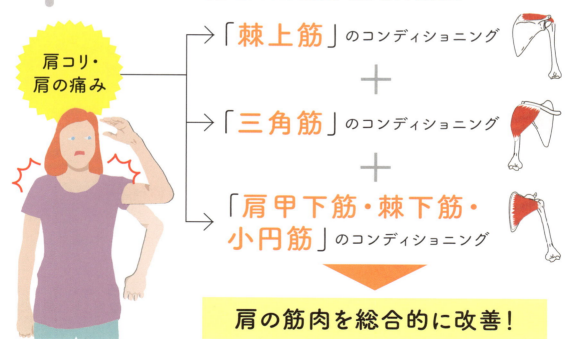

肩コリ・肩の痛み

→ 「棘上筋」のコンディショニング

＋

→ 「三角筋」のコンディショニング

＋

→ 「肩甲下筋・棘下筋・小円筋」のコンディショニング

肩の筋肉を総合的に改善！

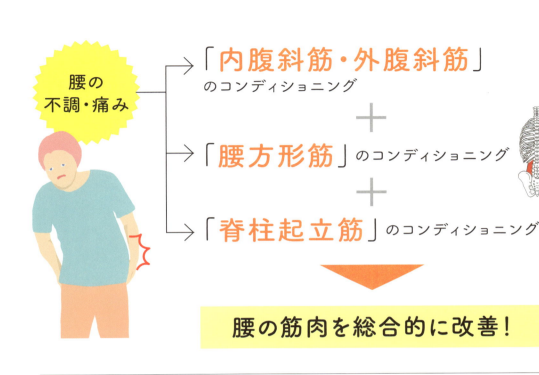

腰の
不調・痛み

→ 「**内腹斜筋・外腹斜筋**」
のコンディショニング

＋

→ 「**腰方形筋**」のコンディショニング

＋

→ 「**脊柱起立筋**」のコンディショニング

腰の筋肉を総合的に改善！

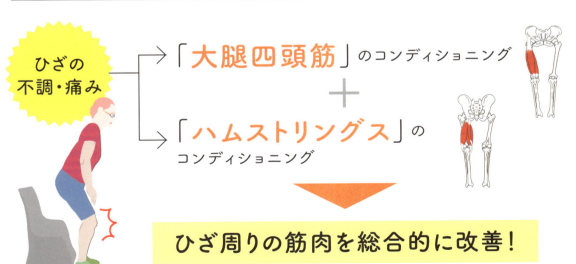

ひざの
不調・痛み

→ 「**大腿四頭筋**」のコンディショニング

＋

→ 「**ハムストリングス**」の
コンディショニング

ひざ周りの筋肉を総合的に改善！

2 つながりのある筋肉をコンディショニング

腰痛の原因が、腰の筋肉だけにあるとは限りません。たとえば、足の筋肉が要因となって
腰に痛みを起こしていることも。その場合は「腰」と「足」両方の筋肉をコンディショニングする必要があります。
4つほど関連する部位の例をあげてみたので参考にしてみて。

肩の動き
をチェック
↓
気になる筋肉を
コンディショニング

＋

手（前腕）の動き
をチェック
↓
気になる筋肉を
コンディショニング

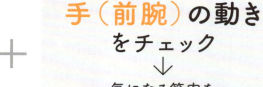

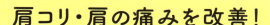

肩コリ・肩の痛みを改善！

腰の動き
をチェック
↓
気になる筋肉を
コンディショニング

＋

足（下腿）の動き
をチェック
↓
気になる筋肉を
コンディショニング

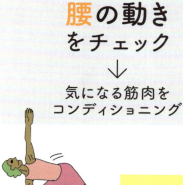

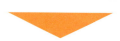

腰の不調・痛みを改善！

股関節の動き
をチェック
↓
気になる筋肉を
コンディショニング

＋

足（下腿）の動き
をチェック
↓
気になる筋肉を
コンディショニング

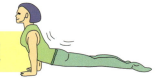

腰の不調・痛みを改善！

腰の動き
をチェック
↓
気になる筋肉を
コンディショニング

＋

股関節の動き
をチェック
↓
気になる筋肉を
コンディショニング

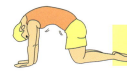

腰の不調・痛みを改善！

 コンディショニングを組み合わせた場合も、その前後の変化を確認すること
を忘れないで。その組み合わせが効いているかどうかの目安にするように。

PROFILE

有川譲二（ありかわ じょうじ）

理学療法士。整体師。解剖学講師。イラストレーター。
鹿児島大学医療技術短期大学部、神戸大学医学部保健学科
卒業。整体師のかたわら、自身が描くイラストと解説で、知識ゼ
ロからでも始められる「世界一ゆる〜く学べる解剖学教室」をウ
ェブサイトとＳＮＳで開設。フォロワー50000人以上と話題とな
る。また、イメージして、触って動かしながら学ぶ、体験型のリア
ル解剖学講座を全国各地で開催中。著書に、『世界一ゆる〜い
イラスト解剖学　からだと筋肉のしくみ』（高橋書店）がある。

Facebook　　　Instagram　　　ＨＰ

世界一ゆる〜い！
解剖学的コンディショニング

著　　者	有川譲二
編集人	束田卓郎
発行人	倉次辰男
発行所	株式会社主婦と生活社

〒104-8357
東京都中央区京橋3-5-7
TEL.03-3563-5121（販売部）
TEL.03-3563-5129（編集部）
TEL.03-3563-5125（生産部）
https://www.shufu.co.jp

製版所	東京カラーフォト・プロセス株式会社
印刷所	大日本印刷株式会社
製本所	株式会社若林製本工場

ISBN 978-4-391-15115-2

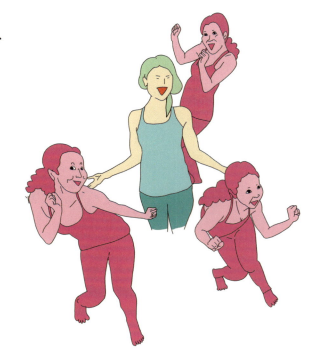